Afasia e denominazione

L'anomia è una delle conseguenze più frequenti e durature nelle afasie, al punto che si riscontra anche in afasie nelle quali gli altri aspetti sono stati recuperati del tutto o quasi.

Si tratta della difficoltà o impossibilità di «recuperare» la parola anche di fronte a uno stimolo correttamente riconosciuto. Una difficoltà di denominazione costante può causare, al di là dell'impatto sull'efficacia comunicativa, una grandissima frustrazione nelle persone afasiche.

Come si manifesta un deficit di denominazione? Facciamo un esempio. La persona afasica, di fronte all'immagine di una **mela**, potrebbe compiere uno di questi errori:

- Dire il nome di un altro frutto (es: «pera»): parafasia semantica
- Dire un nome con un suono vicino (es: «tela»): parafasia fonemica
- Usare un giro di parole (es: «quello che si mangia»): circonlocuzione
- Non dire nulla: omissione
- Dire una parola totalmente inventata («miolla»): neologismo
- Usare una parola utilizzata per tutto («cosa»): parola passe-partout

A seconda del tipo di lesione, il trattamento del deficit di denominazione può essere particolarmente lungo e faticoso. Esistono soprattutto due fenomeni che spesso limitano l'efficacia del risultato:
- La difficoltà nel mantenere quanto appreso (le parole vengono «dimenticate» anche dopo pochi minuti)
- La mancanza di generalizzazione

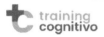
training cognitivo

Antonio Milanese – Lessico e Semantica

Perché si verifica l'anomia

Secondo il modello di Dell e O'Seaghdha (1992, ripreso in Dell, Schartz, Martin, Saffran e Gagnon, 1997) l'accesso lessicale dovrebbe coinvolgere due livelli parzialmente indipendenti:

- Livello 1: mappatura dal significato alla rappresentazione lessicale intermedia
- Livello 2: mappatura dalla rappresentazione lessicale ai fonemi costituenti.

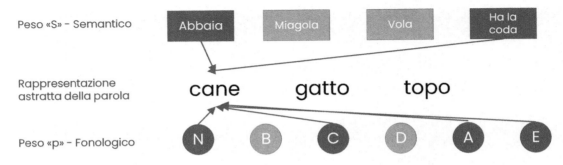

Facciamo un esempio: l'immagine di un'arancia causa l'attivazione delle caratteristiche semantiche (Livello 1) e attiva i nodi semantici relativi alla parola target (frutto, arancione, ecc.); la parola più attivata viene selezionata.

In seguito, la parola attiva i fonemi in ciascuna posizione; i fonemi più attivati vengono selezionati.

Di conseguenza, un problema nel livello 1 causerà la scelta sbagliata della rappresentazione lessicale intermedia (e, verosimilmente, una parafasia semantica); un problema nel secondo livello, invece, causerà un corretto riconoscimento, ma un'errata selezione degli aspetti fonologici (verosimilmente, una parafasia fonemica).

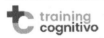

I «cue» o indizi

Il cue è un indizio - di qualsiasi tipo - che può essere dato alla persona con afasia per facilitare la produzione di una parola. L'obiettivo, ovviamente, è quello di ridurre col tempo sia la frequenza sia la "quantità" di questo aiuto, con l'auspicio che la persona riesca a produrre la parola in totale autonomia.

Sono esempi di cue:
- Suggerire la prima sillaba
- Scrivere la parola
- Scrivere, pronunciare o mimare la prima lettera
- Far scrivere in aria o su un tavolo, con le dita, la lettera iniziale

Uno studio di Neumann ha messo a confronto il tipo di cue (fonologico o semantico utilizzato), arrivando alla conclusione che, in generale, non ci sono molte differenze in termini di efficacia; a livello individuale, invece, alcuni individui prediligono un suggerimento di tipo fonologico rispetto alle caratteristiche semantiche, o viceversa.

In uno studio più recente Wei Ping e colleghi hanno cercato di individuare le strategie più efficaci per stimolare la denominazione di parole.

A parte alcuni fattori già noti come la durata e l'intensità del trattamento, il gruppo di ricerca ha evidenziato il **ruolo centrale del cue scritto** che sembra essere efficace anche attraverso la semplice presentazione della parola, senza la necessità di ricopiarla.

I motivi di una possibile maggior efficacia dei cue scritti vengono così sintetizzati dagli autori:
- La forma scritta è permanente e non decade nel tempo (a differenza dei cue orali)
- Favorisce la lettura silente e, di conseguenza, la ricodifica fonologica
- Attiva la memoria motoria involta nella scrittura, innescando così un percorso ulteriore per il recupero della parola [traduzione nostra]

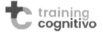

Tecniche a confronto

In generale, le tecniche possono dividersi in due famiglie:

- Il **retrieval** (o recupero) procede per indizi crescenti. L'obiettivo è quello di lavorare sulle strategie per recuperare la parola. Gli indizi iniziali sono minimi, ma in caso di necessità possono essere aumentati.
- L'**errorless learning** (apprendimento senza errori), al contrario, cerca di ridurre il più possibile il numero di errori commessi nel tentativo di denominare correttamente la parola. Per questo motivo procede nella direzione opposta, fornendo direttamente la parola target e riducendo progressivamente gli errori.

I sostenitori del retrieval sostengono che un apprendimento tramite recupero (quindi, con un lavoro attivo della persona afasica) sarebbe **più stabile e duraturo nel tempo**; al contrario, secondo coloro che supportano l'efficacia dell'errorless learning, **gli errori compiuti durante i tentativi di denominazione** indebolirebbero l'associazione tra stimolo e produzione corretta (Fillingham, 2003)

Secondo gli studi di Schuchard e Middleton (2018a; 2018b), l'errorless learning permetterebbe di rafforzare la connessione lessicale-fonologica (fase II), mentre il retrieval rafforzerebbe gli aspetti semantico-lessicali (fase I).

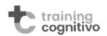

Tecniche a confronto

Il risultato è in accordo con un aspetto intuitivo: il recupero dell'informazione (retrieval) va a stimolare la ricerca delle componenti semantiche, mentre la ripetizione continua tipica dell'errorless learning rafforza la rappresentazione fonologica.

Si tratta, tuttavia, di campioni molto ridotti e, soprattutto, di studi con controlli a brevissima distanza (un giorno e una settimana).

Sono necessari, dunque, ulteriori studi per confermare se queste acquisizioni possano durare anche a distanza di mesi.

Bisogna comunque considerare che **le cose non sono sempre così lineari** come vengono rappresentate nei modelli. Nozari e Dell (2013) hanno dimostrato che, in individui sani, anche la mera ripetizione è facilitata da un'attivazione semantica; al contrario, a seguito di un danno cerebrale, il paziente può utilizzare soltanto la via fonologica per ripetere la parola.

Questo, ovviamente, a condizione che ci sia spazio a sufficienza nella **memoria fonologica** per mantenere la stringa in input. Nel caso in cui questo non fosse possibile, anche la via fonologica verrebbe abbandonata.

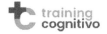 training cognitivo

Antonio Milanese – Lessico e Semantica

Tecniche a confronto

Indizi decrescenti

Indizi crescenti

Parola presentata oralmente o scritta

Richiesta di denominazione con cue consistente
(es: CVC per parole bisillabiche)

Riduzione del cue (es: CV)

Riduzione del cue (es: C)

Approccio errorless, meno frustrante

Approccio retrieval, richiede maggior lavoro cognitivo.

Non adatto a chi non riesce a inibire le risposte automatiche

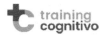

Il problema della generalizzazione

Con il concetto di generalizzazione possiamo individuare due fenomeni diversi:

- **Generalizzazione della risposta**: capacità di recuperare e usare parole non trattate (ad esempio, lavoro sulla parola «sedia» e la persona, in autonomia, inizia a usare anche la parola «sgabello»)
- **Generalizzazione dello stimolo**: capacità di usare la parola in situazioni diverse rispetto a quelle nelle quali ci si è esercitati (es: lavoro sulla parola «prendere» in senso letterale e la persona è in grado di utilizzarla nel contesto di «prendere una decisione»).

Secondo uno studio di Kiran e Thompson (2003), i riabilitatori usano queste tecniche per favorire la generalizzazione:
- Nessuna strategia esplicita
- Variare le frasi in cui si presenta il target
- Trasferire l'utilizzo di una parola a una situazione naturale e quotidiana
- Introdurre elementi meno prototipici

L'ultimo punto è particolarmente interessante e si rifà alla **teoria dei prototipi** secondo la quale le nostre conoscenze categoriali sono organizzate per «prototipi». Ad esempio, per la parola «uccello» potrei avere come prototipo un piccione o un'aquila, mentre un pellicano potrebbe essere meno prototipico. Allo stesso modo il nostro prototipo di «arredamento» potrebbe essere l'armadio o il tavolo e meno, ad esempio, l'appendiabiti.

Secondo Kiran e colleghi, dunque, **introdurre elementi diversi da solito** (es: lavorando sugli animali, oltre a cane, gatto, topo, ecc. aggiungere lo gnu o il lama) potrebbe aumentare la capacità di generalizzare la risposta.

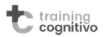 training cognitivo

Valutazione preliminare delle abilità di lettura e scrittura

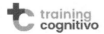

Per iniziare

In questa prima parte troverete delle attività di valutazione preliminare delle abilità di lettura e scrittura.

Per quanto riguarda la **lettura**, verrà chiesto innanzitutto di scegliere l'immagine corrispondente alla parola scritta. Nei primi item non ci saranno distrattori. Successivamente, appariranno distrattori semanticamente o fonologicamente vicini alla parola target. Nel passaggio successivo sarà richiesta l'associazione tra parole e immagini. Infine, verrà chiesto di scegliere la parola ortograficamente corretta fra tre alternative.

Le abilità di **scrittura** verranno indagate a diversi livelli di difficoltà. Si partirà con una composizione di lettere relative a parole semplici. Verrà chiesto poi di completare una parola a partire dal numero di lettere e da alcuni aiuti. Infine, si chiederà di scrivere la parola senza alcun aiuto.

La valutazione preliminare è utile per conoscere meglio le competenze di lettura e scrittura (relative alle singole parole) e, di conseguenza, decidere se presentare alcune attività in forma scritta o se optare per la consegna orale.

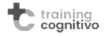

Comprensione su testo scritto

Leggi la parola e indica l'immagine corretta
Parole semanticamente lontane

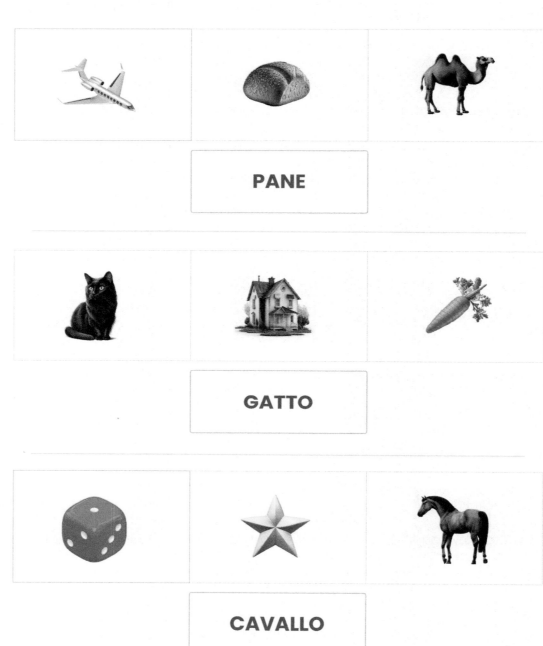

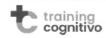

Comprensione su testo scritto

Leggi la parola e indica l'immagine corretta
Parole semanticamente lontane

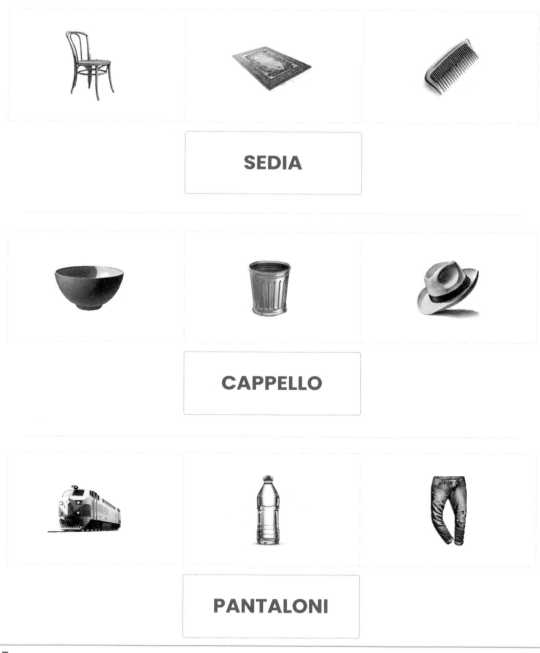

SEDIA

CAPPELLO

PANTALONI

Comprensione su testo scritto

Leggi la parola e indica l'immagine corretta
Parole semanticamente vicine

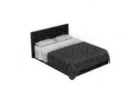

TAVOLO

AMBULANZA

FRAGOLA

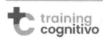

Comprensione su testo scritto

Leggi la parola e indica l'immagine corretta
Parole semanticamente o fonologicamente vicine

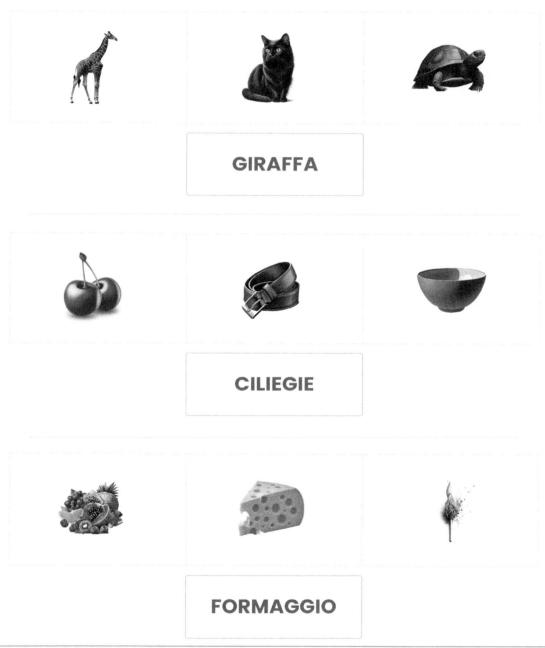

GIRAFFA

CILIEGIE

FORMAGGIO

training cognitivo

Antonio Milanese – Lessico e Semantica

Comprensione su testo scritto

Leggi la parola e indica l'immagine corretta
Parole fonologicamente vicine

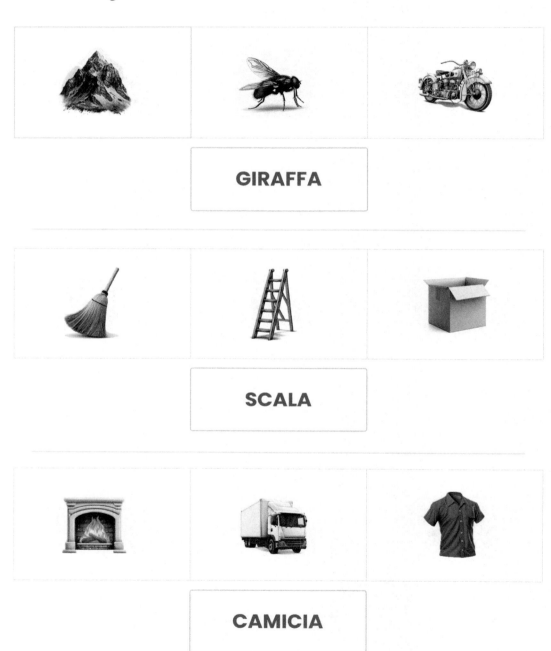

GIRAFFA

SCALA

CAMICIA

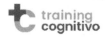

Prova la versione interattiva

Potete svolgere la prova di Valutazione preliminare delle abilità di lettoscrittura in modo interattivo andando a questo link:

https://wordwall.net/it/resource/55175725

o scansionando il QR Code:

Abbiamo utilizzato gli stessi item della prova che avete visto nelle pagine precedenti.

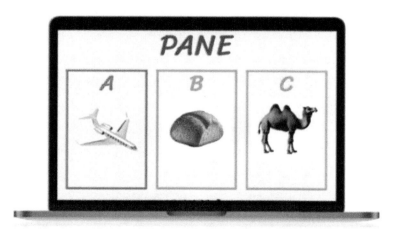

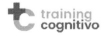

Unisci parola e immagine

Associa a ogni parola la figura corrispondente
Parole semanticamente vicine

TAVOLO ◯   ◯

SEDIA ◯   ◯

ARMADIO ◯   ◯

LETTO ◯   ◯

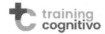 training cognitivo

Antonio Milanese – Lessico e Semantica

Unisci parola e immagine

Associa a ogni parola la figura corrispondente
Parole semanticamente vicine

POLTRONA ○   ○ (immagine sgabello)

DIVANO ○   ○ (immagine poltrona)

SEDIA ○   ○ (immagine divano)

SGABELLO ○   ○ (immagine sedia)

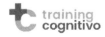

Unisci parola e immagine

Associa a ogni parola la figura corrispondente
Parole semanticamente vicine

MELA ○   ○

PERA ○   ○

BANANA ○   ○

FRAGOLA ○   ○

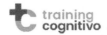

Unisci parola e immagine

Associa a ogni parola la figura corrispondente
Parole semanticamente vicine

LATTE	○	○	(bicchiere di vino con uva)
ACQUA	○	○	(tazza di caffè)
CAFFÈ	○	○	(cartone di latte)
VINO	○	○	(bottiglia d'acqua)

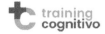

Unisci parola e immagine

Associa a ogni parola la figura corrispondente
Parole semanticamente vicine

PIATTO ○   ○ (coltello)

BICCHIERE ○   ○ (bicchiere)

COLTELLO ○   ○ (forchetta)

FORCHETTA ○   ○ (piatto)

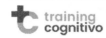

Unisci parola e immagine

Associa a ogni parola la figura corrispondente
Parole semanticamente vicine

CAMICIA ○   ○

CAPPELLO ○   ○

PANTALONI ○   ○

SCARPA ○   ○

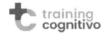

Unisci parola e immagine

Associa a ogni parola la figura corrispondente
Parole semanticamente vicine

MACCHINA ○   ○

AEREO ○   ○

NAVE ○   ○

TRENO ○   ○

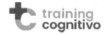 training cognitivo

Antonio Milanese – Lessico e Semantica

Unisci parola e immagine

Associa a ogni parola la figura corrispondente
Parole semanticamente vicine

MANO	○	○	
PIEDE	○	○	
BAFFI	○	○	
DENTE	○	○	

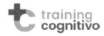

Prova la versione interattiva

Potete svolgere l'attività «Unisci parola e immagine» andando a questi link:

Attività 1: https://wordwall.net/it/resource/55175903

Attività 2: https://wordwall.net/it/resource/55175927

Attività 3: https://wordwall.net/it/resource/55175956

Attività 4: https://wordwall.net/it/resource/55175977

Attività 5: https://wordwall.net/it/resource/55176007

Attività 6: https://wordwall.net/it/resource/55176052

Attività 7: https://wordwall.net/it/resource/55176066

Attività 8: https://wordwall.net/it/resource/55176101

Abbiamo utilizzato gli stessi item della prova che avete visto nelle pagine precedenti.

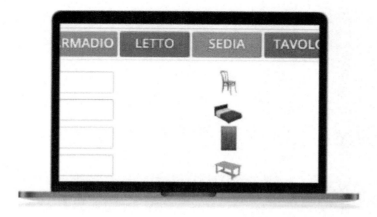

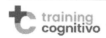

training cognitivo

Decisione lessicale

Osserva l'immagine e fai una X sulla parola corretta

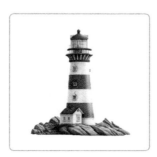

FARRO	FALO	FARO

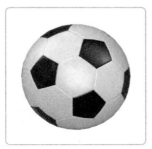

PALA	PALLA	BALLA

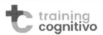

Decisione lessicale

Osserva l'immagine e fai una X sulla parola corretta

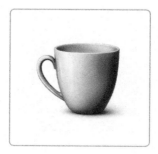

TASSA	TASA	TAZZA

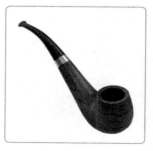

PAPA	PIPA	PIMPA

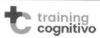

Decisione lessicale

Osserva l'immagine e fai una X sulla parola corretta

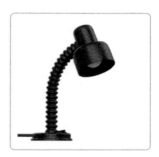

LANPADA	LAMPO	LAMPADA

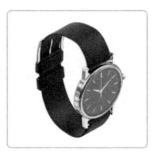

OLOROGIO	ORROLOGIO	OROLOGIO

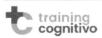

Decisione lessicale

Osserva l'immagine e fai una X sulla parola corretta

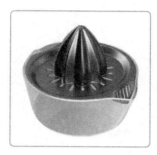

| SPREMIGRUMI | SPREMIACRUMI | SPREMIAGRUMI |

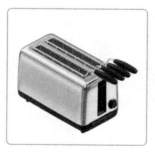

| TOSTAPANNE | TOSTAPANE | TOSTABANE |

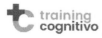

Prova la versione interattiva

Potete svolgere la prova di Decisione lessicale in modo interattivo andando a questo link:

https://wordwall.net/it/resource/55176332

Abbiamo utilizzato gli stessi item della prova che avete visto nelle pagine precedenti.

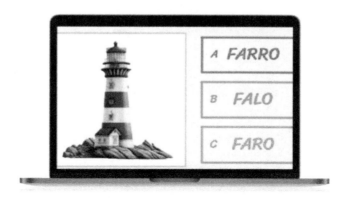

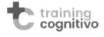

Ordina le lettere

Metti in ordine le lettere per comporre la parola

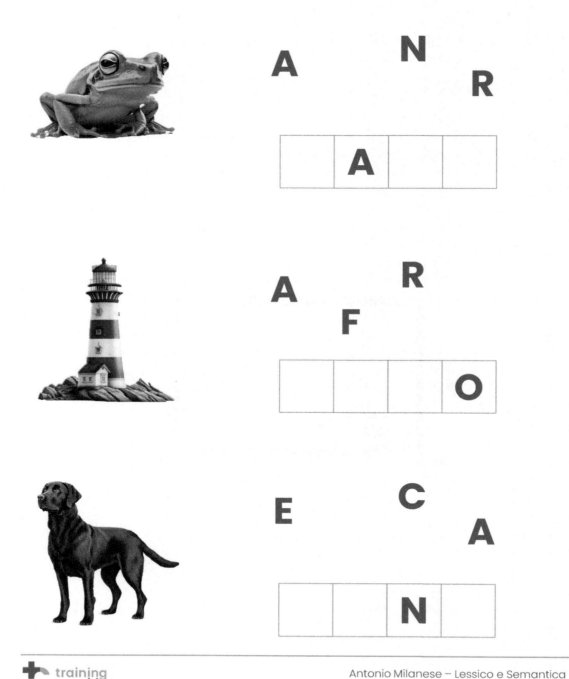

A   N   R

	A		

A   R   F

			O

E   C   A

		N	

Ordina le lettere

Metti in ordine le lettere per comporre la parola

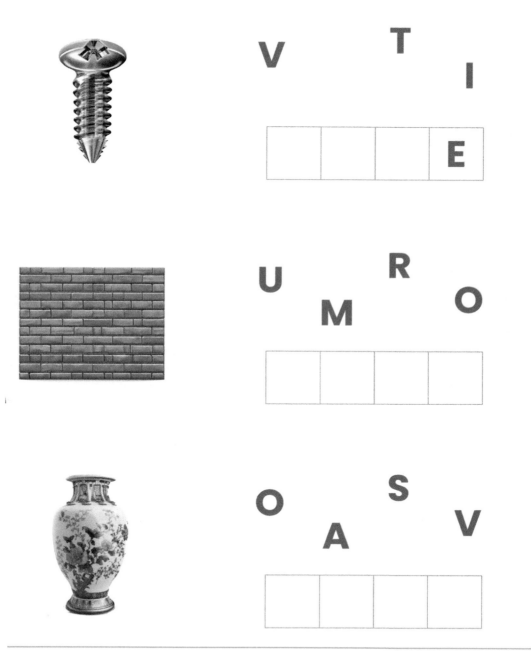

V   T
       I

			E

U   R
  M   O

O   S
  A   V

Ordina le lettere

Metti in ordine le lettere per comporre la parola

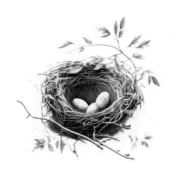

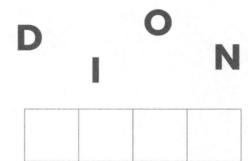

D   I   O   N

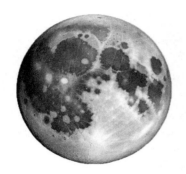

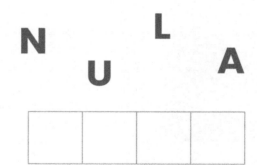

N   U   L   A

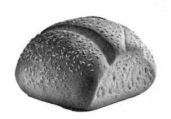

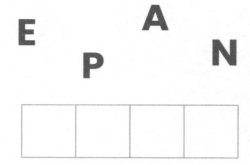

E   P   A   N

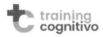

Ordina le lettere

Metti in ordine le lettere per comporre la parola

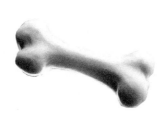

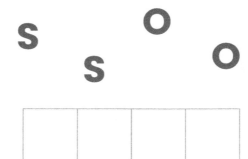

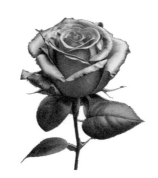

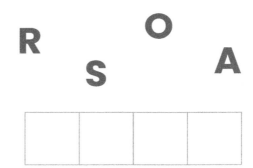

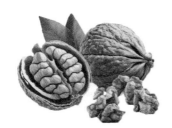

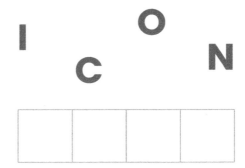

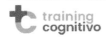

Antonio Milanese – Lessico e Semantica

Ordina le lettere

Metti in ordine le lettere per comporre la parola

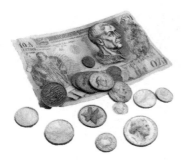

S   I   L

O

			D	

F   A   B

I

		F		

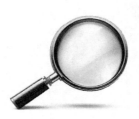

T   E   E

N

L				

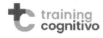

Ordina le lettere

Metti in ordine le lettere per comporre la parola

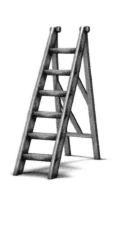

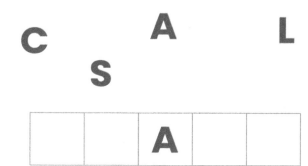

		A		

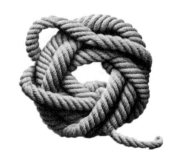

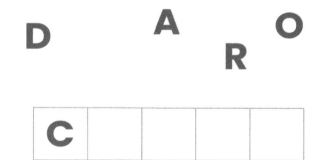

C				

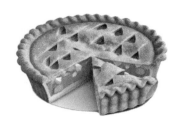

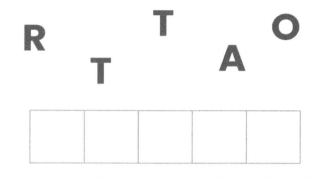

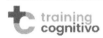

Ordina le lettere

Metti in ordine le lettere per comporre la parola

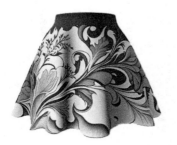

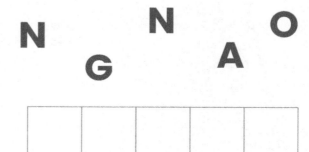

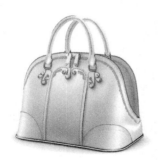

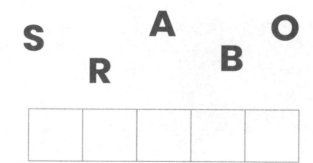

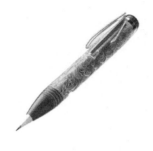

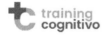

Antonio Milanese – Lessico e Semantica

Ordina le lettere

Metti in ordine le lettere per comporre la parola

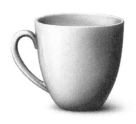

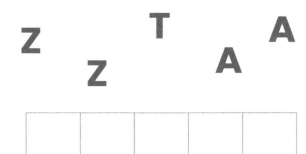

Z   Z   T   A   A

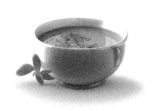

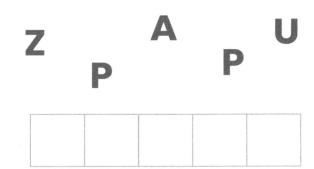

Z   P   A   P   U

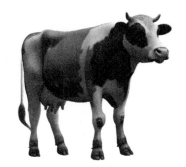

C   M   U   C   A

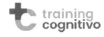

Ordina le lettere

Metti in ordine le lettere per comporre la parola

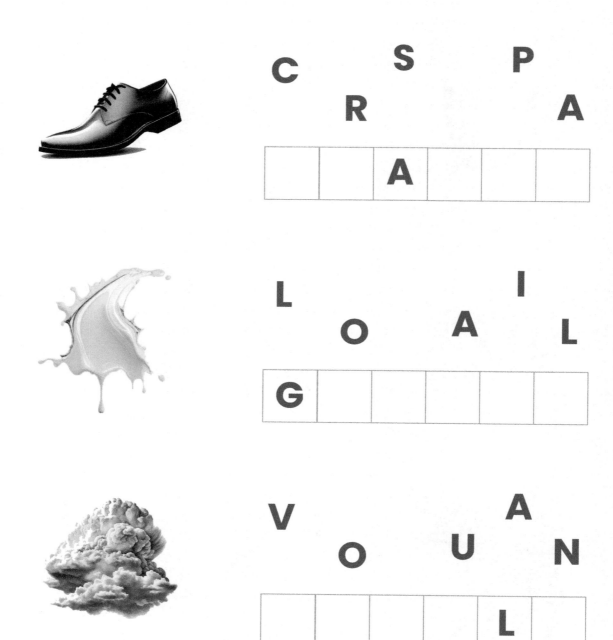

C   S   P

R   A

		A		

L   I

O   A   L

G				

V   A

O   U   N

				L	

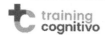

Ordina le lettere

Metti in ordine le lettere per comporre la parola

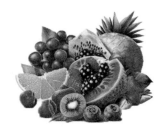

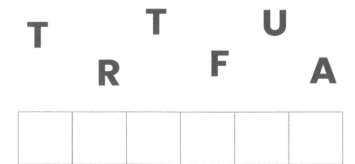

T   T   U
R   F   A

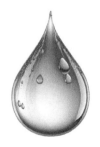

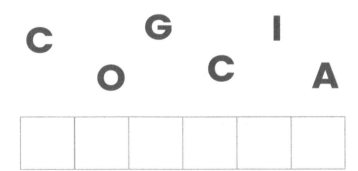

C   G   I
O   C   A

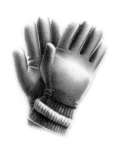

T   N   U
I   G   A

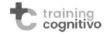

Ordina le lettere

Metti in ordine le lettere per comporre la parola

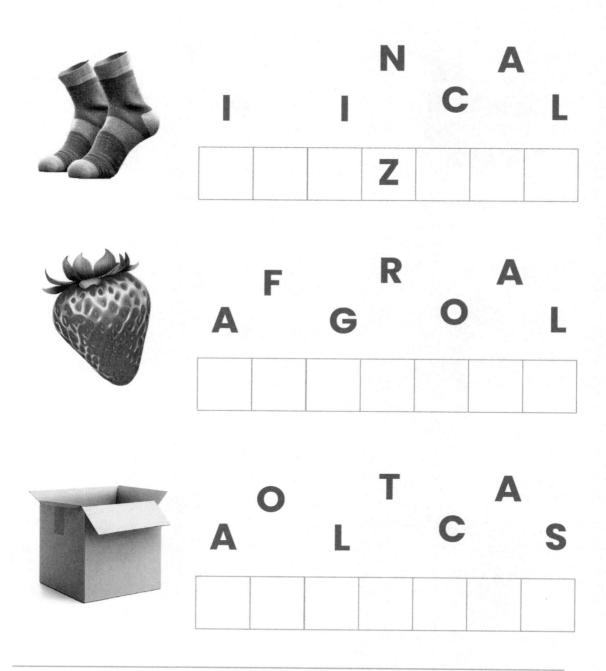

I   N   A

I   I   C   L

			Z			

F   R   A

A   G   O   L

O   T   A

A   L   C   S

Ordina le lettere

Metti in ordine le lettere per comporre la parola

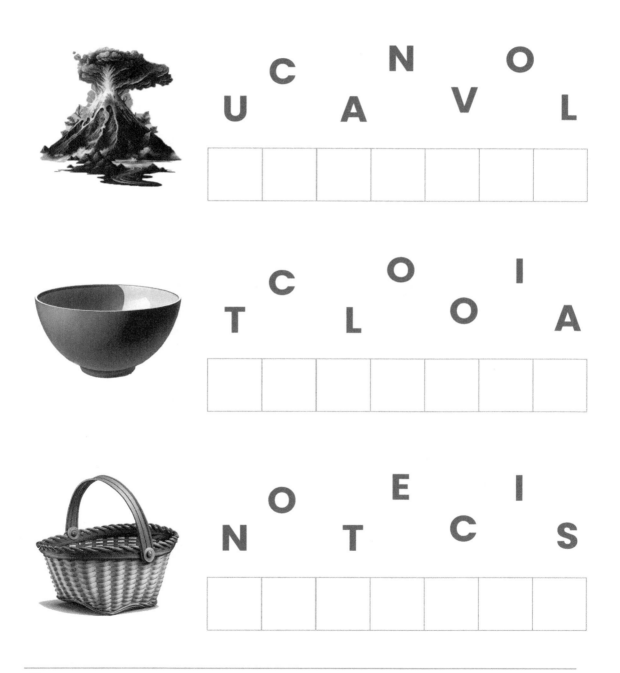

U C A N V O L

T C L O I O A

N O E T C I S

Prova la versione interattiva

Potete svolgere la prova di Ordina le lettere in modo interattivo andando a questo link:

https://wordwall.net/it/resource/55176561

Abbiamo utilizzato gli stessi item della prova che avete visto nelle pagine precedenti.

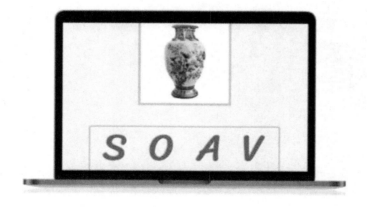

Scrivi la parola

Scrivi la parola rappresentata dall'immagine

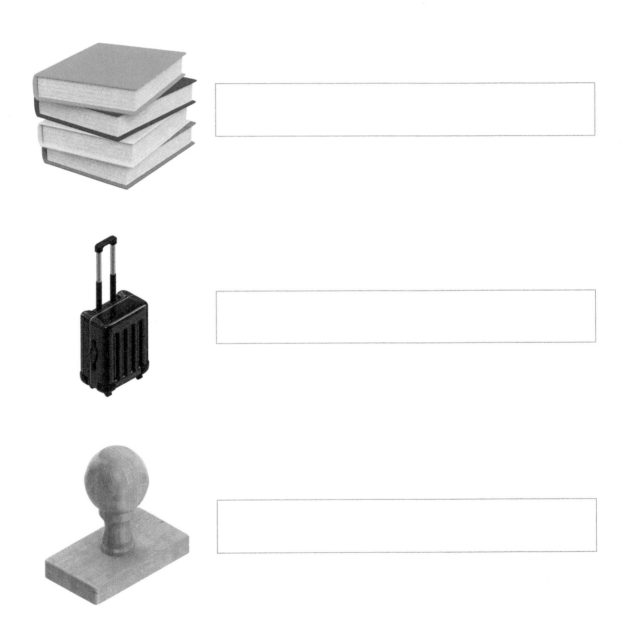

Scrivi la parola

Scrivi la parola rappresentata dall'immagine

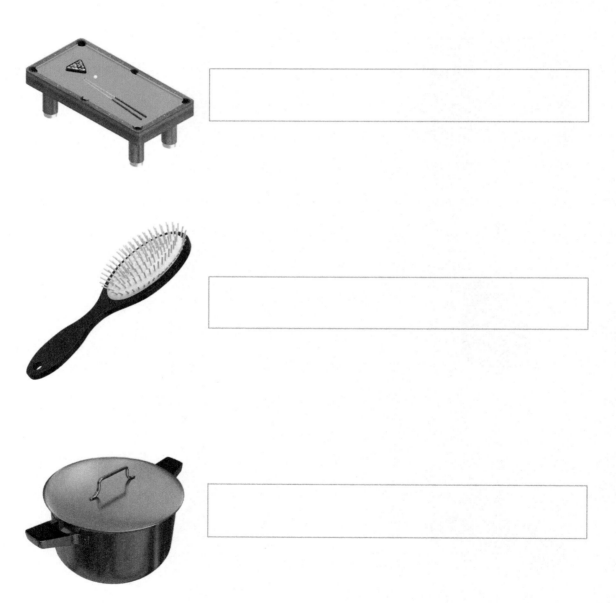

Scrivi la parola

Scrivi la parola rappresentata dall'immagine

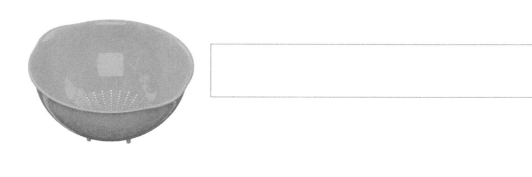

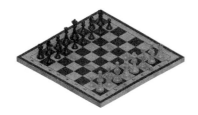

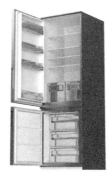

training cognitivo

Antonio Milanese – Lessico e Semantica

Scrivi la parola

Scrivi la parola rappresentata dall'immagine

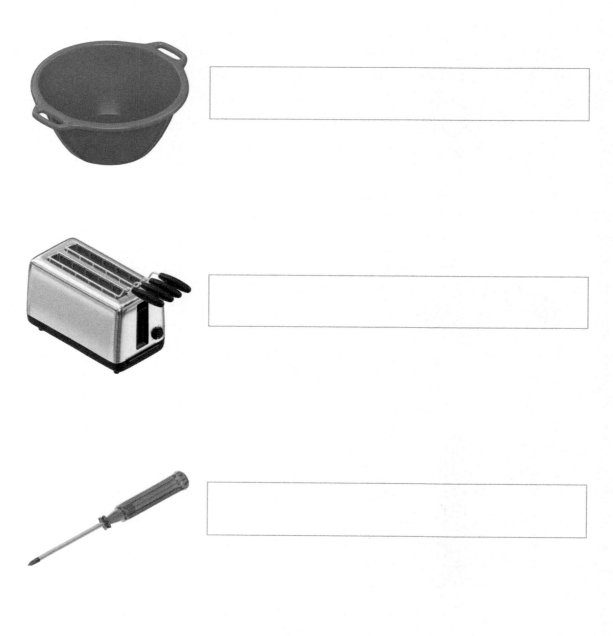

Attività di riconoscimento e denominazione a stimoli decrescenti (vanishing cues)

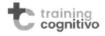

Per iniziare

Questa attività consiste nel proporre lo stesso set di parole, ma a stimoli decrescenti, ovvero:

- Copia semplice
- Scelta multipla
- Completamento
- Scrittura

L'attività viene ripetuta per diversi set omogenei per categoria (veicoli, cibi, vestiti, ecc.).

Una attività del genere, interattiva e personalizzabile, può essere svolta a questo indirizzo: https://trainingcognitivo.it/GC/scrivilaparola/

Se la persona padroneggia già un livello, ad esempio la copia o la scelta multipla, è possibile partire direttamente dal livello successivo.

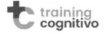

Vanishing cues: veicoli

Fase 0: copia la parola target.

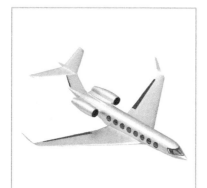	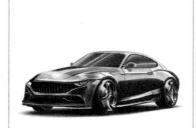	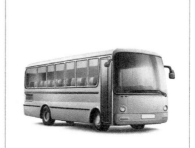
AEREO	**MACCHINA**	**AUTOBUS**

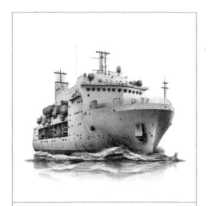	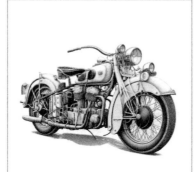	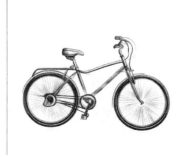
NAVE	**MOTO**	**BICICLETTA**

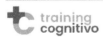

Vanishing cues: veicoli

Fase 0: copia la parola target.

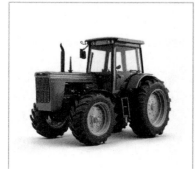

TRATTORE

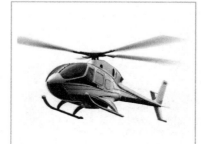

ELICOTTERO

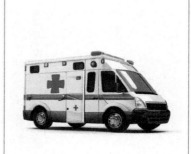

AMBULANZA

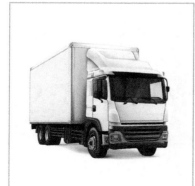

CAMION

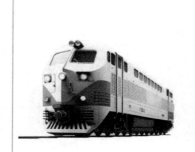

TRENO

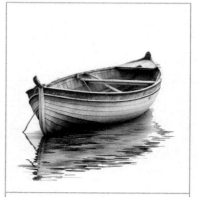

BARCA

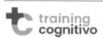

Vanishing cues: veicoli

Fase 1: osserva l'immagine e scegli la parola corretta

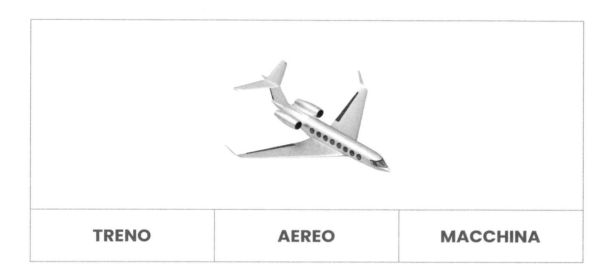

TRENO	AEREO	MACCHINA

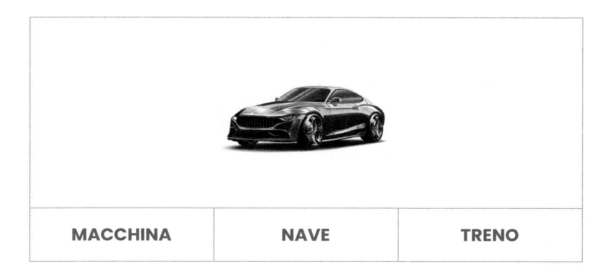

MACCHINA	NAVE	TRENO

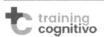

Vanishing cues: veicoli

Fase 1: osserva l'immagine e scegli la parola corretta

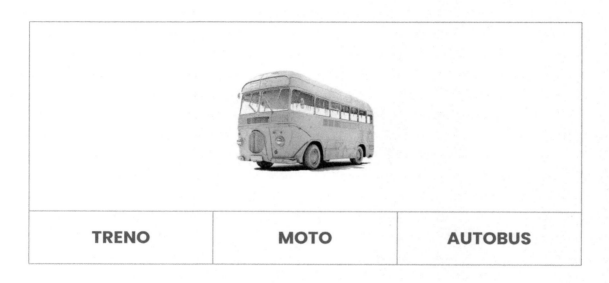

TRENO	MOTO	AUTOBUS

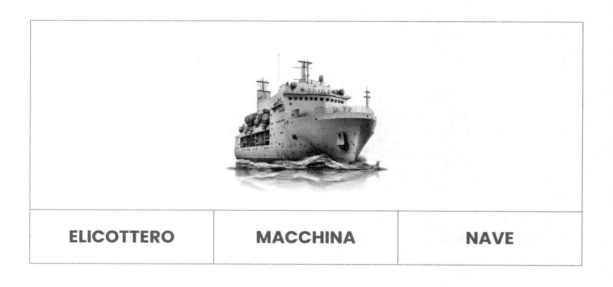

ELICOTTERO	MACCHINA	NAVE

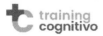

Vanishing cues: veicoli

Fase 1: osserva l'immagine e scegli la parola corretta

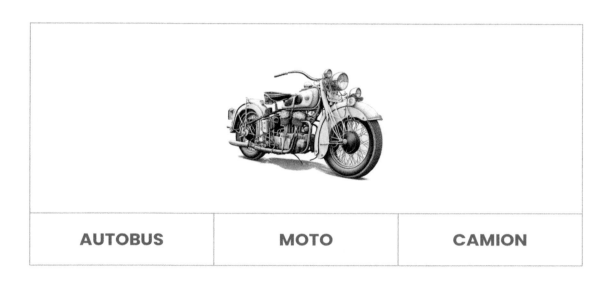

AUTOBUS	MOTO	CAMION

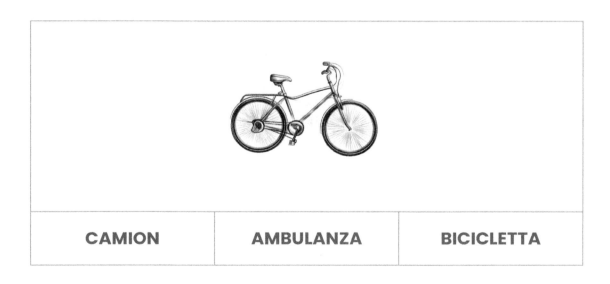

CAMION	AMBULANZA	BICICLETTA

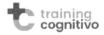

Vanishing cues: veicoli

Fase 1: osserva l'immagine e scegli la parola corretta

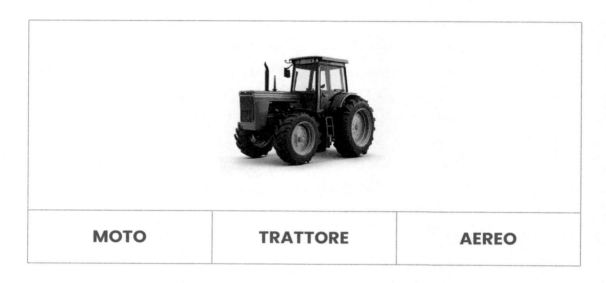

MOTO	TRATTORE	AEREO

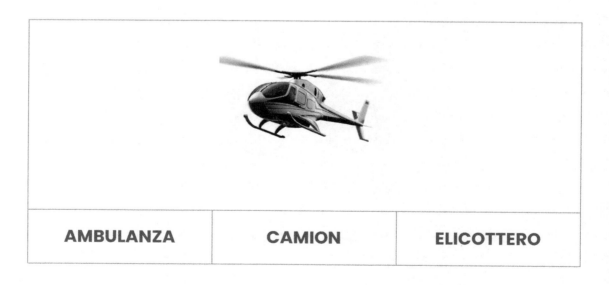

AMBULANZA	CAMION	ELICOTTERO

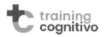

Vanishing cues: veicoli

Fase 1: osserva l'immagine e scegli la parola corretta

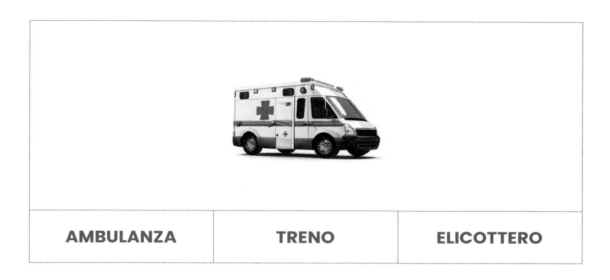

AMBULANZA	TRENO	ELICOTTERO

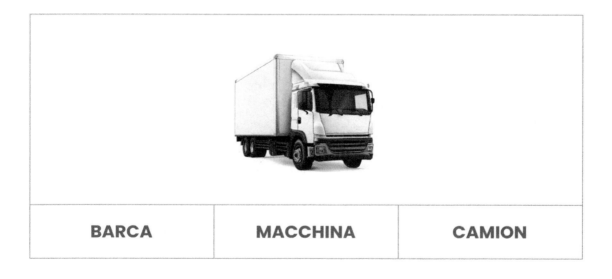

BARCA	MACCHINA	CAMION

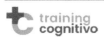

Vanishing cues: veicoli

Fase 1: osserva l'immagine e scegli la parola corretta

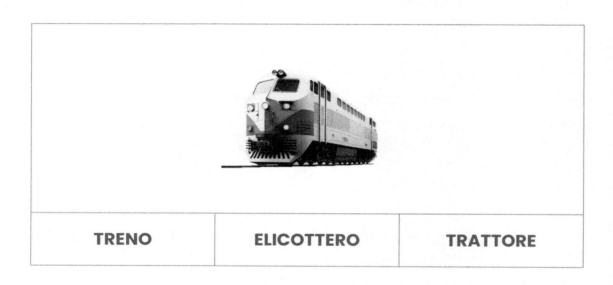

TRENO	ELICOTTERO	TRATTORE

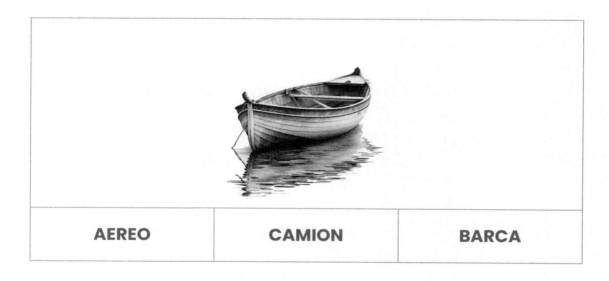

AEREO	CAMION	BARCA

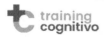

Vanishing cues: veicoli

Fase 2: completa la parola inserendo le lettere mancanti

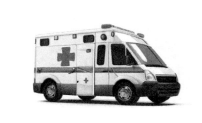

_ M _ _ L _ N Z _

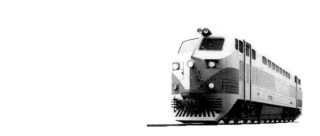

T _ _ N _

Vanishing cues: veicoli

Fase 2: completa la parola inserendo le lettere mancanti

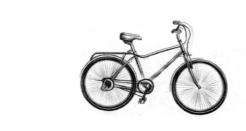

_ I _ I _ L _ T T _

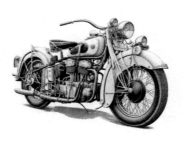

M _ _ O

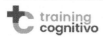

Vanishing cues: veicoli

Fase 2: completa la parola inserendo le lettere mancanti

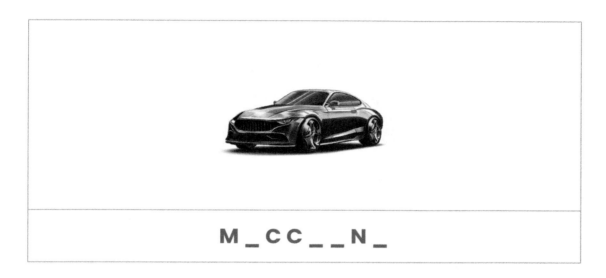

M _ C C _ _ N _

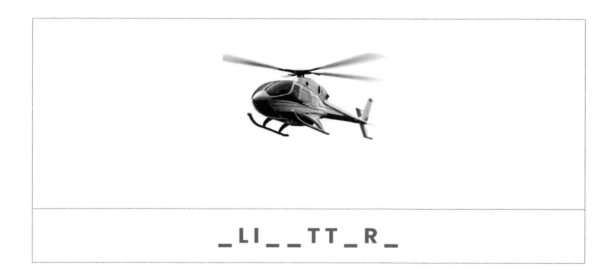

_ L I _ _ T T _ R _

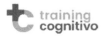

Vanishing cues: veicoli

Fase 2: completa la parola inserendo le lettere mancanti

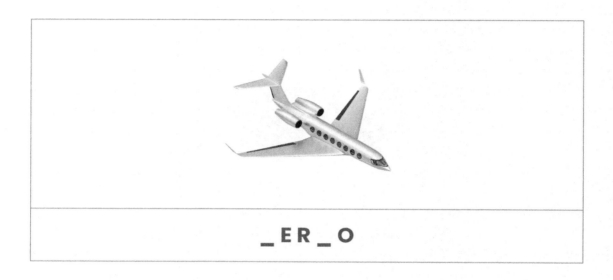

_ E R _ O

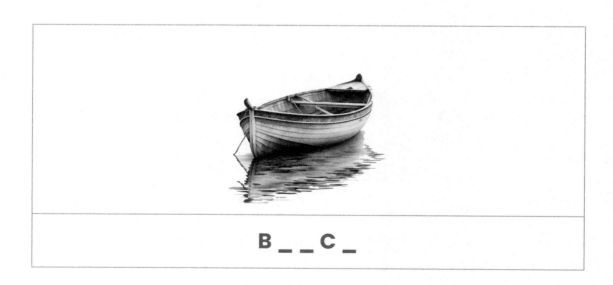

B _ _ C _

Vanishing cues: veicoli

Fase 2: completa la parola inserendo le lettere mancanti

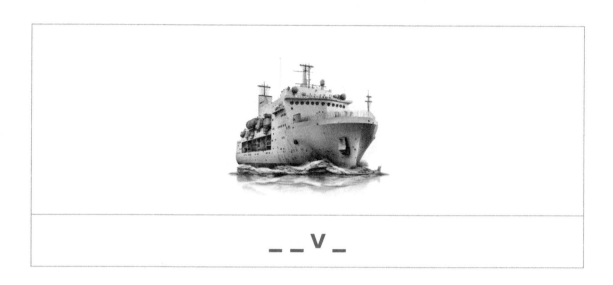

_ _ V _

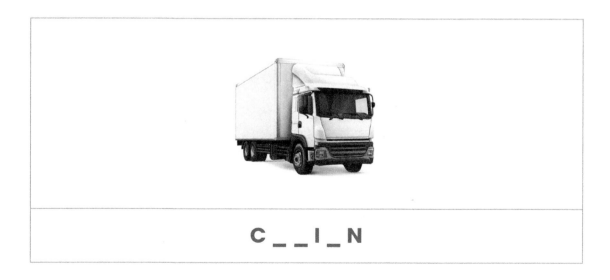

C _ _ I _ N

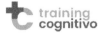

Vanishing cues: veicoli

Fase 2: completa la parola inserendo le lettere mancanti

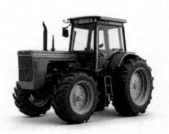

TR _ _ _ O _ E

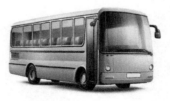

_ UT _ B _ S

Vanishing cues: veicoli

Fase 3: scrivi la parola accanto a ogni immagine

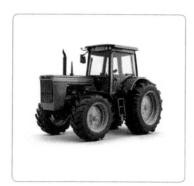

_____

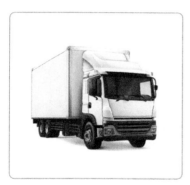

_____

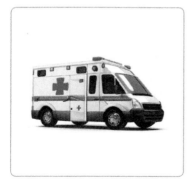

_____

training cognitivo

Antonio Milanese – Lessico e Semantica

Vanishing cues: veicoli

Fase 3: scrivi la parola accanto a ogni immagine

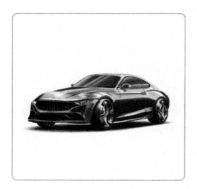

_____

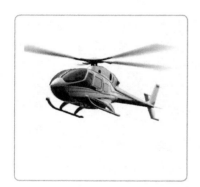

_____

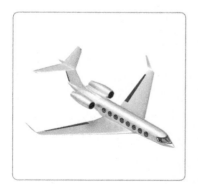

_____

Vanishing cues: veicoli

Fase 3: scrivi la parola accanto a ogni immagine

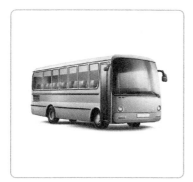

_____

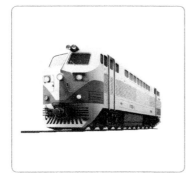

_____

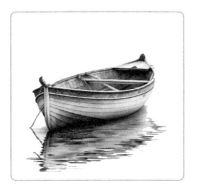

_____

Vanishing cues: veicoli

Fase 3: scrivi la parola accanto a ogni immagine

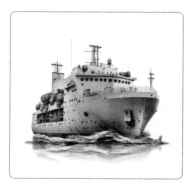

_____

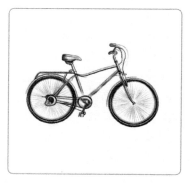

_____

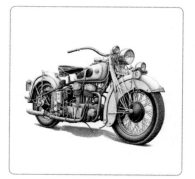

_____

Vanishing cues: frutta

Fase 0: copia la parola target.

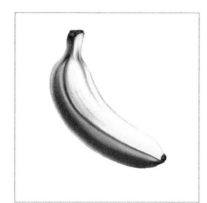

BANANA

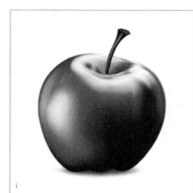

MELA

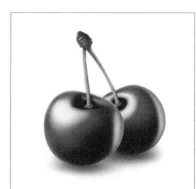

CILIEGIA

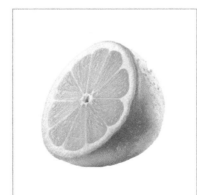

LIMONE

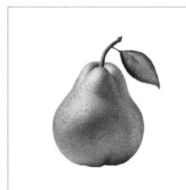

PERA

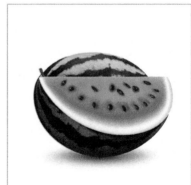

ANGURIA

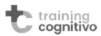

Vanishing cues: frutta

Fase 0: copia la parola target.

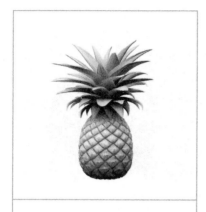

ANANAS

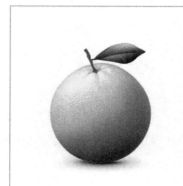

ARANCIA

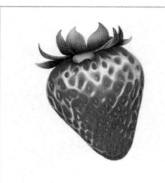

FRAGOLA

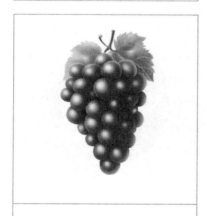

UVA

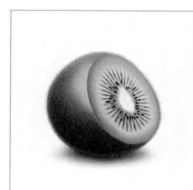

KIWI

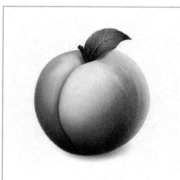

PESCA

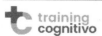

training cognitivo

Antonio Milanese – Lessico e Semantica

Vanishing cues: frutta

Fase 1: osserva l'immagine e scegli la parola corretta

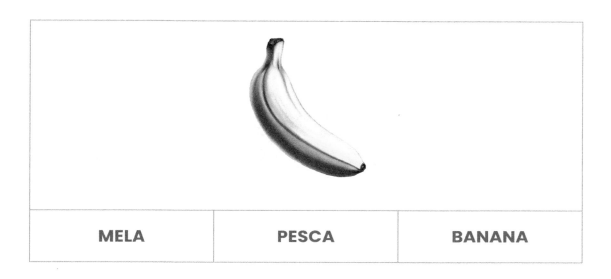

MELA	PESCA	BANANA

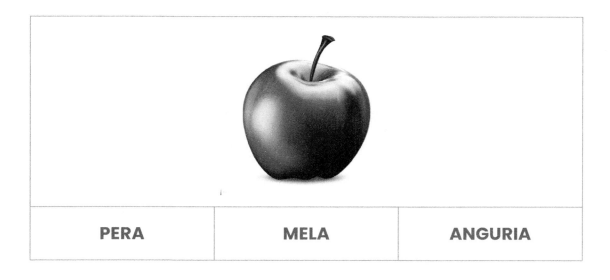

PERA	MELA	ANGURIA

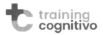

Vanishing cues: frutta

Fase 1: osserva l'immagine e scegli la parola corretta

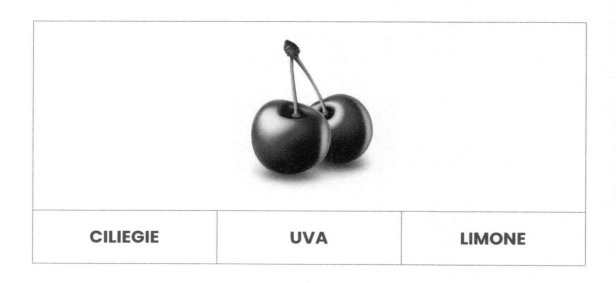

CILIEGIE	UVA	LIMONE

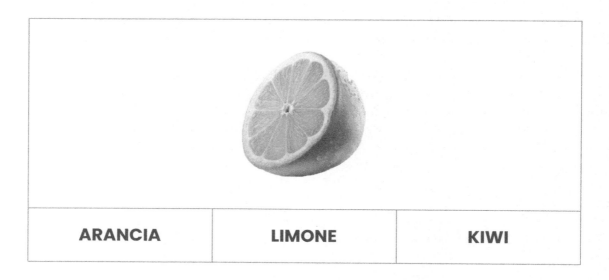

ARANCIA	LIMONE	KIWI

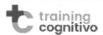

Vanishing cues: frutta

Fase 1: osserva l'immagine e scegli la parola corretta

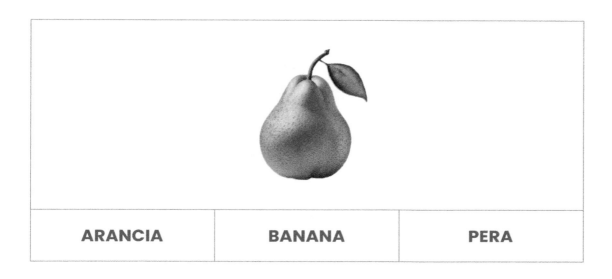

ARANCIA	BANANA	PERA

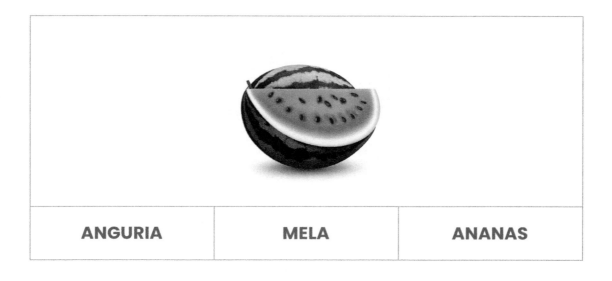

ANGURIA	MELA	ANANAS

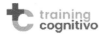

Vanishing cues: frutta

Fase 1: osserva l'immagine e scegli la parola corretta

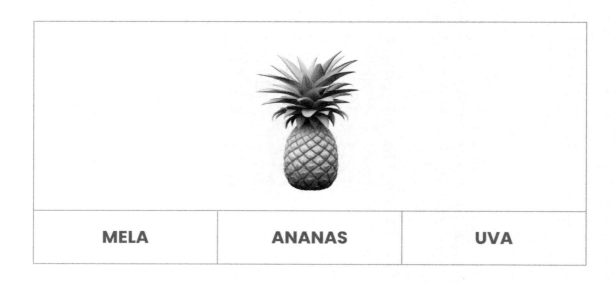

MELA	ANANAS	UVA

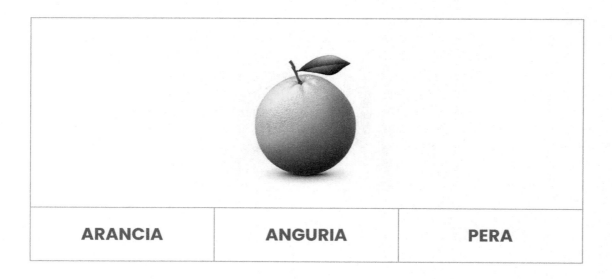

ARANCIA	ANGURIA	PERA

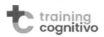

training cognitivo

Antonio Milanese – Lessico e Semantica

Vanishing cues: frutta

Fase 1: osserva l'immagine e scegli la parola corretta

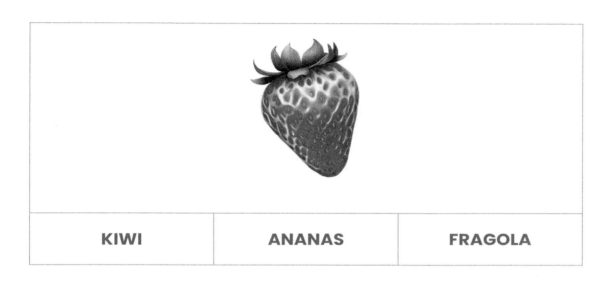

KIWI	ANANAS	FRAGOLA

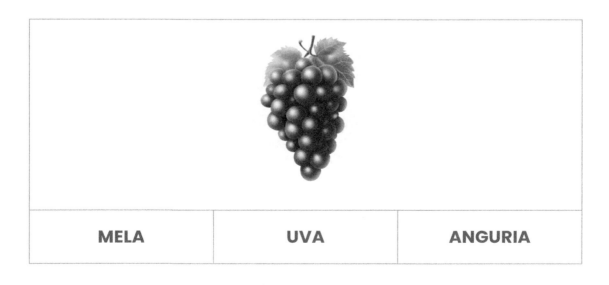

MELA	UVA	ANGURIA

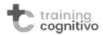

Vanishing cues: frutta

Fase 1: osserva l'immagine e scegli la parola corretta

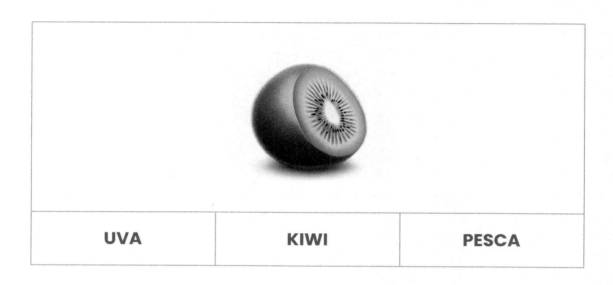

UVA	KIWI	PESCA

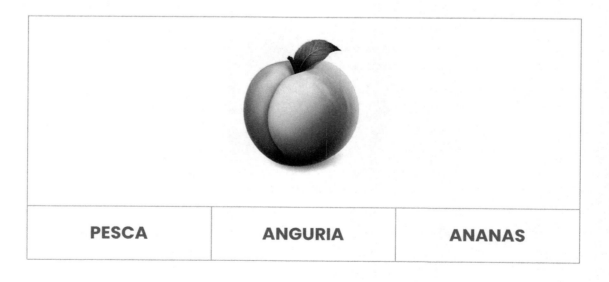

PESCA	ANGURIA	ANANAS

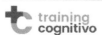

Vanishing cues: frutta

Fase 2: completa la parola inserendo le lettere mancanti

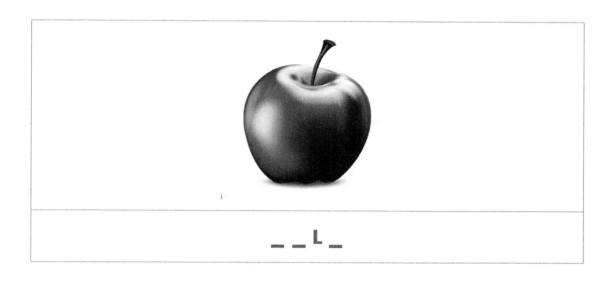

_ _ L _

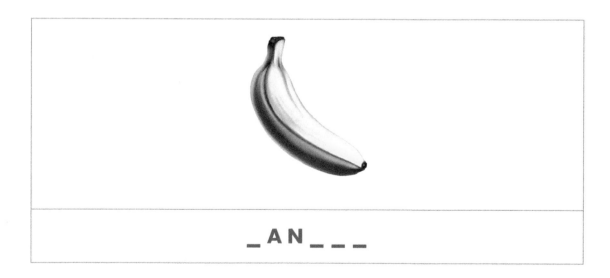

_ A N _ _ _

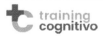

Vanishing cues: frutta

Fase 2: completa la parola inserendo le lettere mancanti

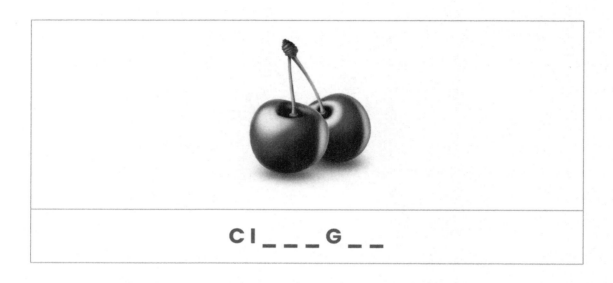

CI _ _ _ G _ _

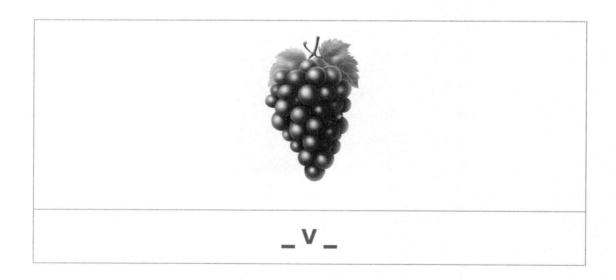

_ V _

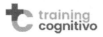

Vanishing cues: frutta

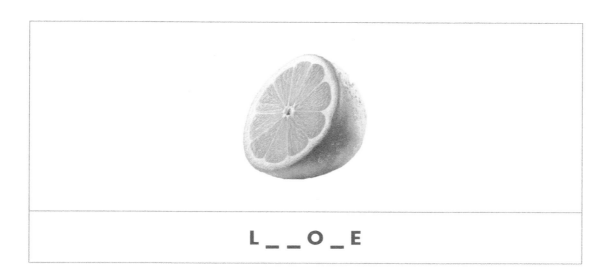

L _ _ O _ E

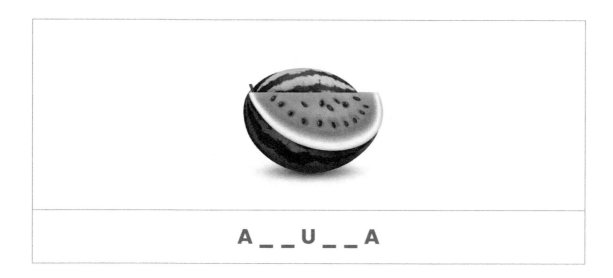

A _ _ U _ _ A

Vanishing cues: frutta

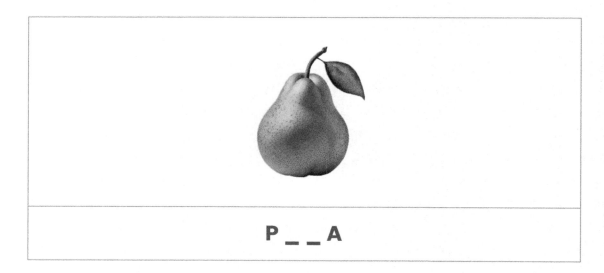

P _ _ A

P _ S _ _

Vanishing cues: frutta

Fase 2: completa la parola inserendo le lettere mancanti

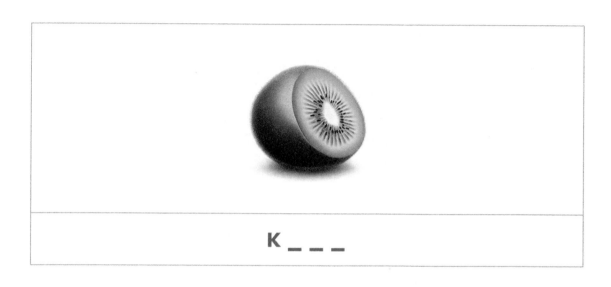

K _ _ _

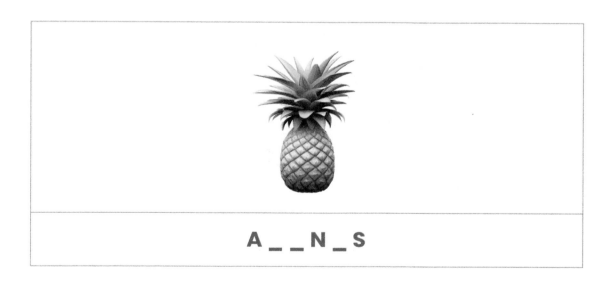

A _ _ N _ S

Vanishing cues: frutta

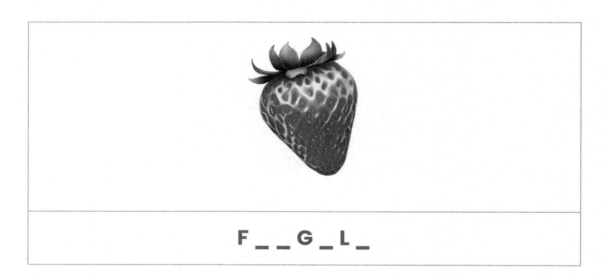

F _ _ G _ L _

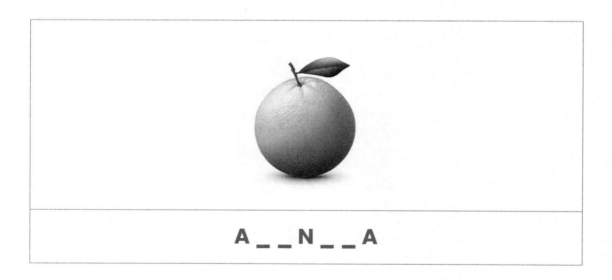

A _ _ N _ _ A

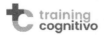

Vanishing cues: frutta

Fase 3: scrivi la parola accanto a ogni immagine

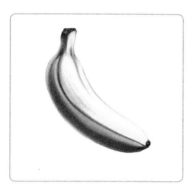

_____

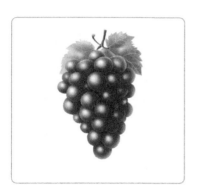

_____

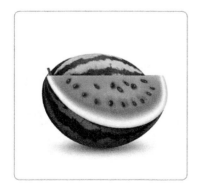

_____

Vanishing cues: frutta

Fase 3: scrivi la parola accanto a ogni immagine

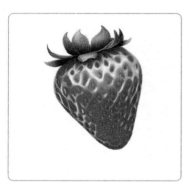

_____

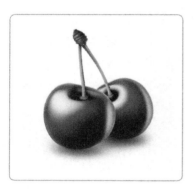

_____

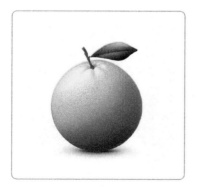

_____

Vanishing cues: frutta

Fase 3: scrivi la parola accanto a ogni immagine

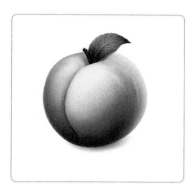

_____

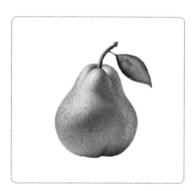

_____

_____

Vanishing cues: frutta

Fase 3: scrivi la parola accanto a ogni immagine

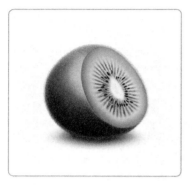

_____

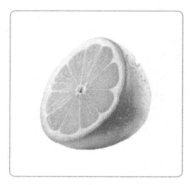

_____

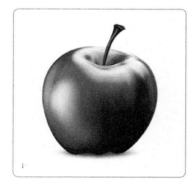

_____

Vanishing cues: oggetti

Fase 0: copia la parola target.

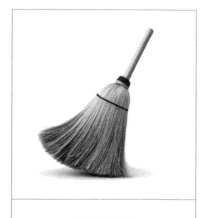

SCOPA

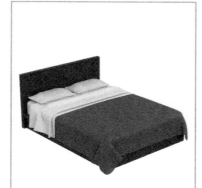

LETTO

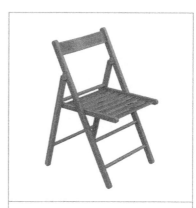

SEDIA

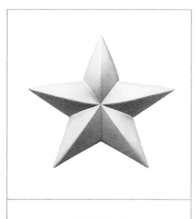

STELLA

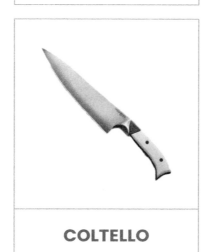

COLTELLO

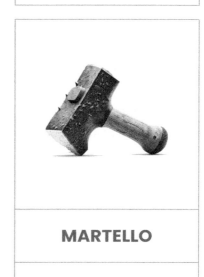

MARTELLO

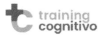

Vanishing cues: oggetti

Fase 0: copia la parola target.

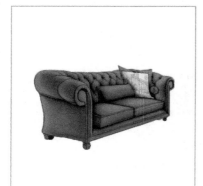

DIVANO

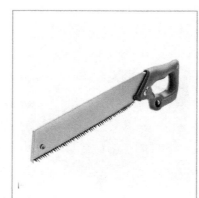

SEGA

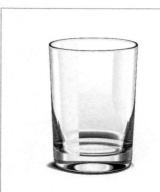

BICCHIERE

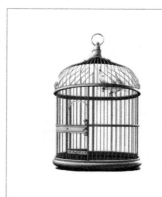

GABBIA

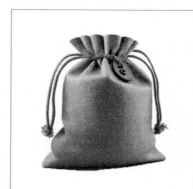

SACCO

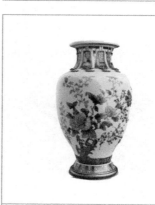

VASO

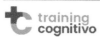

Vanishing cues: oggetti

Fase 1: osserva l'immagine e scegli la parola corretta

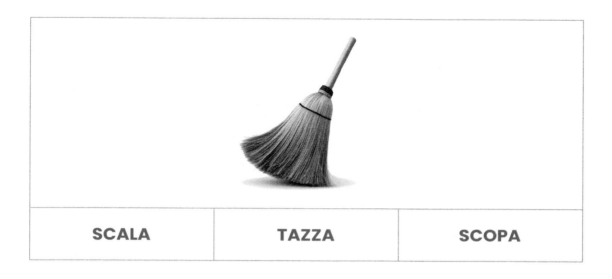

SCALA	TAZZA	SCOPA

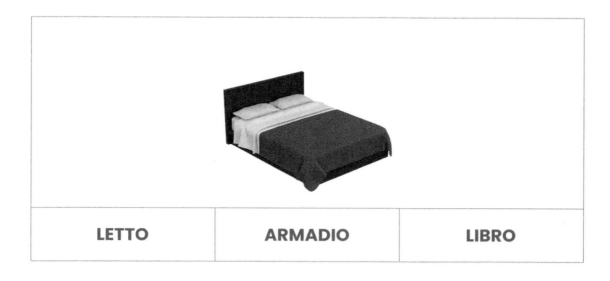

LETTO	ARMADIO	LIBRO

Vanishing cues: oggetti

Fase 1: osserva l'immagine e scegli la parola corretta

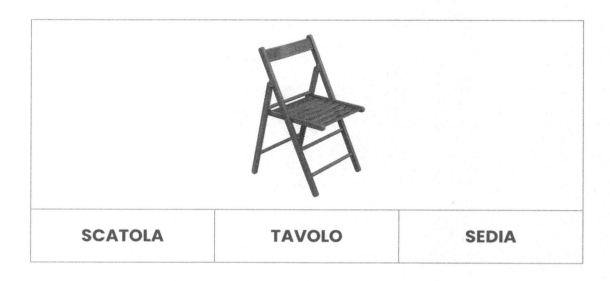

SCATOLA	TAVOLO	SEDIA

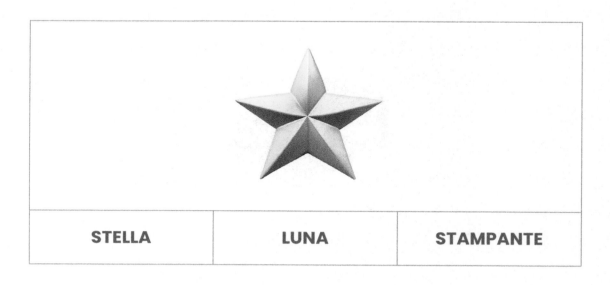

STELLA	LUNA	STAMPANTE

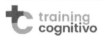

Vanishing cues: oggetti

Fase 1: osserva l'immagine e scegli la parola corretta

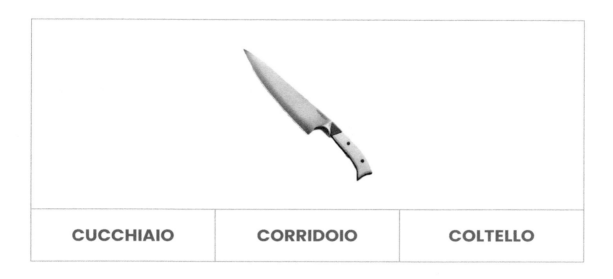

CUCCHIAIO	CORRIDOIO	COLTELLO

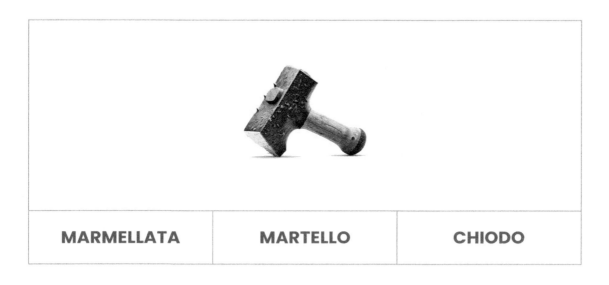

MARMELLATA	MARTELLO	CHIODO

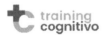

Vanishing cues: oggetti

Fase 1: osserva l'immagine e scegli la parola corretta

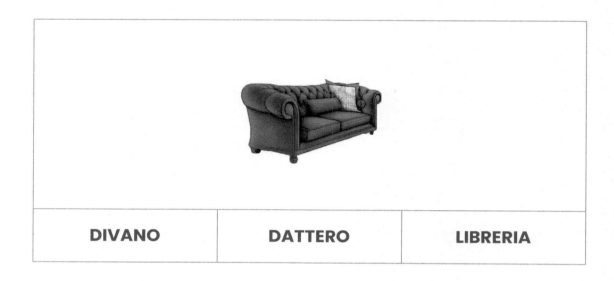

DIVANO	DATTERO	LIBRERIA

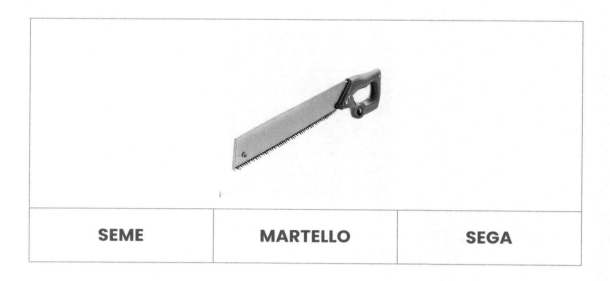

SEME	MARTELLO	SEGA

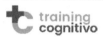

Vanishing cues: oggetti

Fase 1: osserva l'immagine e scegli la parola corretta

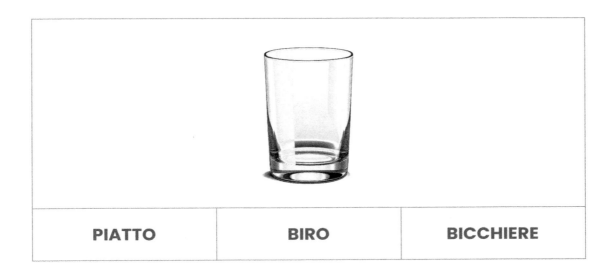

PIATTO	BIRO	BICCHIERE

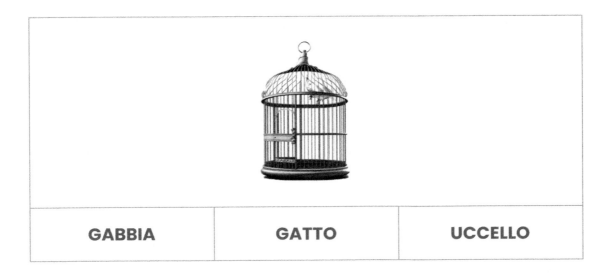

GABBIA	GATTO	UCCELLO

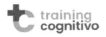

Vanishing cues: oggetti

Fase 1: osserva l'immagine e scegli la parola corretta

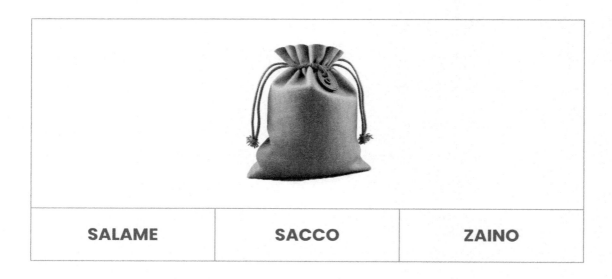

SALAME	SACCO	ZAINO

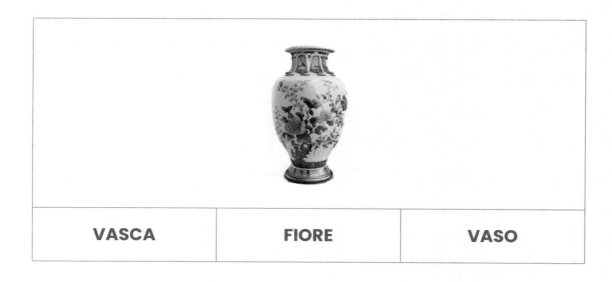

VASCA	FIORE	VASO

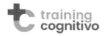

Vanishing cues: oggetti

Fase 2: completa la parola inserendo le lettere mancanti

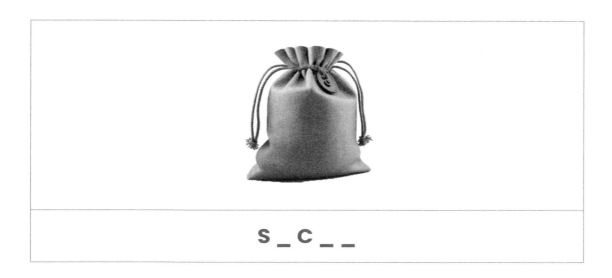

S _ C _ _

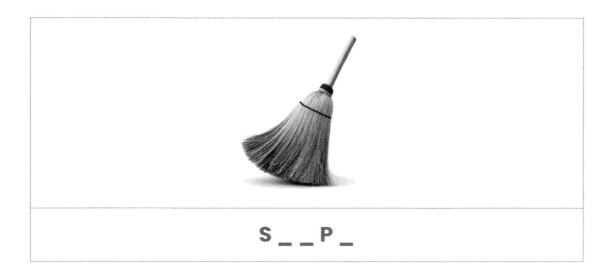

S _ _ P _

Vanishing cues: oggetti

Fase 2: completa la parola inserendo le lettere mancanti

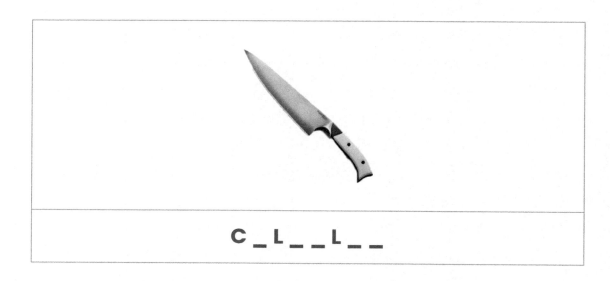

C _ L _ _ L _ _

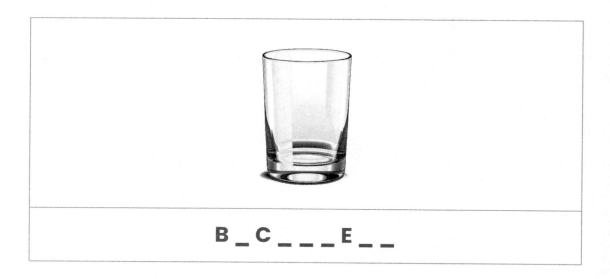

B _ C _ _ _ E _ _

Vanishing cues: oggetti

Fase 2: completa la parola inserendo le lettere mancanti

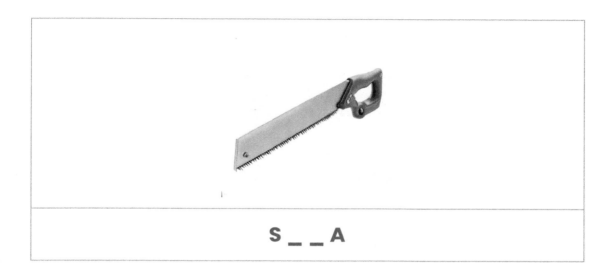

S _ _ A

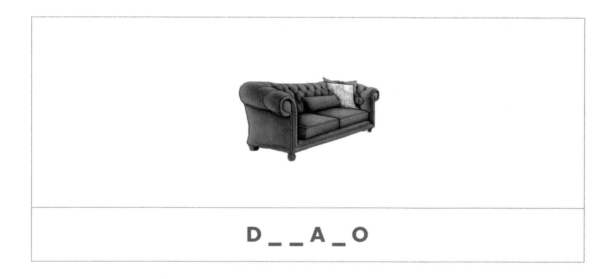

D _ _ A _ O

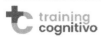

Vanishing cues: oggetti

Fase 2: completa la parola inserendo le lettere mancanti

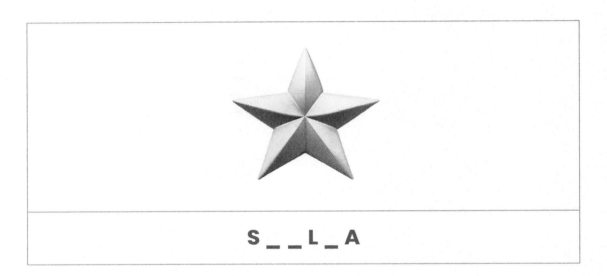

S _ _ L _ A

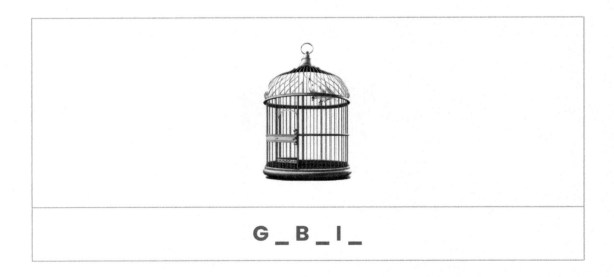

G _ B _ I _

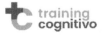

Vanishing cues: oggetti

Fase 2: completa la parola inserendo le lettere mancanti

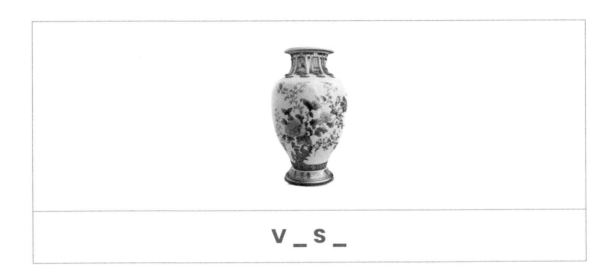

V _ S _

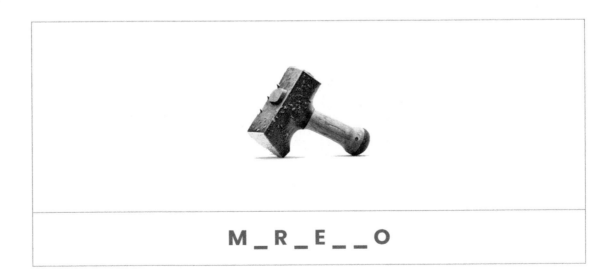

M _ R _ E _ _ O

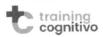

Vanishing cues: oggetti

Fase 2: completa la parola inserendo le lettere mancanti

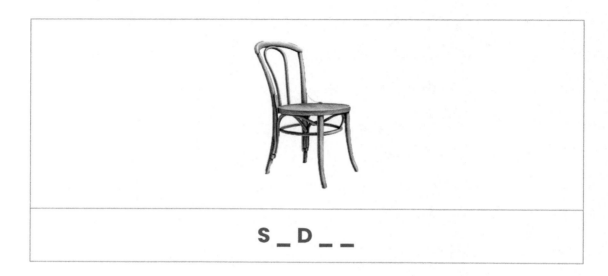

S _ D _ _

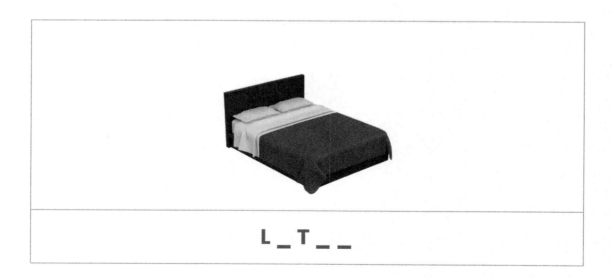

L _ T _ _

Vanishing cues: oggetti

Fase 3: scrivi la parola accanto a ogni immagine

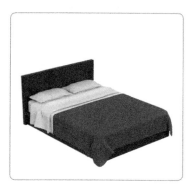

_____

_____

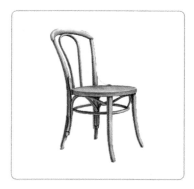

_____

Vanishing cues: oggetti

Fase 3: scrivi la parola accanto a ogni immagine

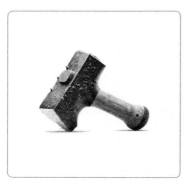

_____

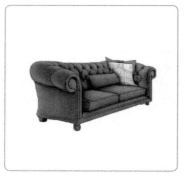

_____

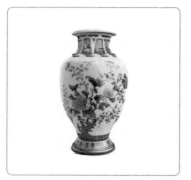

_____

Vanishing cues: oggetti

Fase 3: scrivi la parola accanto a ogni immagine

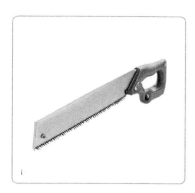

_____

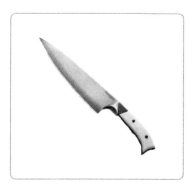

_____

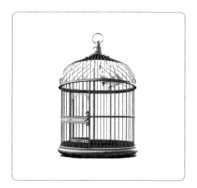

_____

Vanishing cues: oggetti

Fase 3: scrivi la parola accanto a ogni immagine

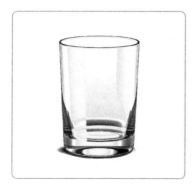

_____

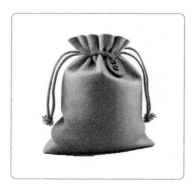

_____

_____

Vanishing cues: vestiti

Fase 0: copia la parola target.

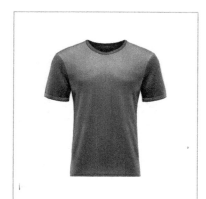

MAGLIETTA

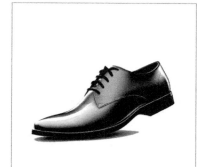

SCARPA

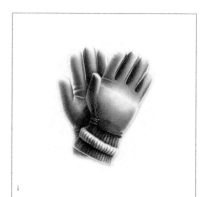

GUANTI

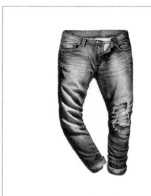

PANTALONI

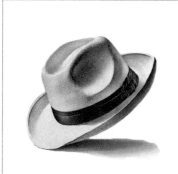

CAPPELLO

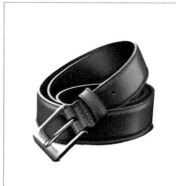

CINTURA

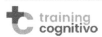

Vanishing cues: vestiti

Fase 0: copia la parola target.

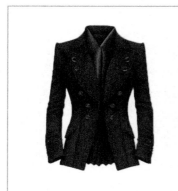

GIACCA

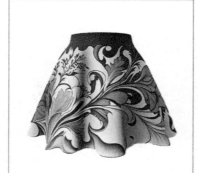

GONNA

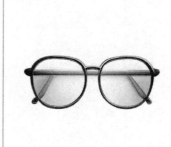

OCCHIALI

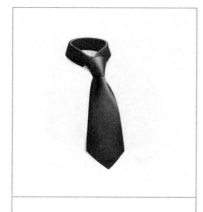

CRAVATTA

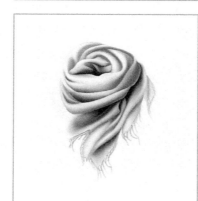

SCIARPA

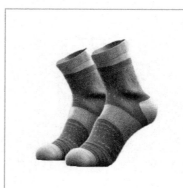

CALZINI

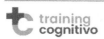

Vanishing cues: vestiti

Fase 1: osserva l'immagine e scegli la parola corretta

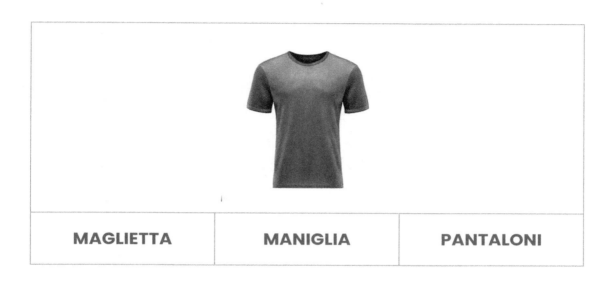

MAGLIETTA	MANIGLIA	PANTALONI

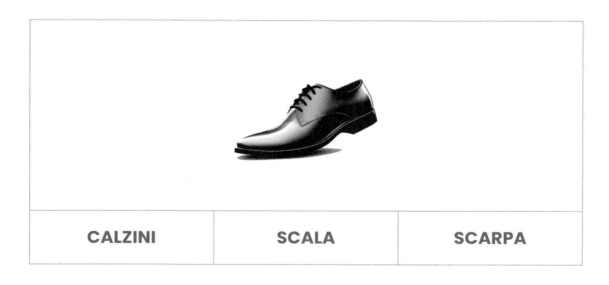

CALZINI	SCALA	SCARPA

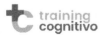

Vanishing cues: vestiti

Fase 1: osserva l'immagine e scegli la parola corretta

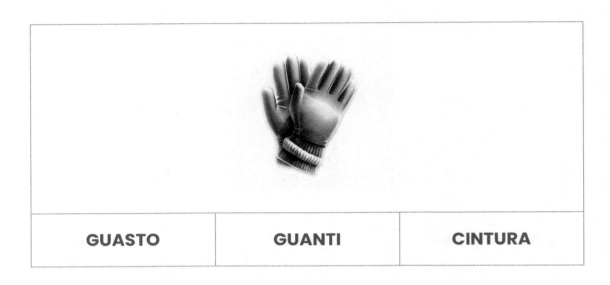

GUASTO	GUANTI	CINTURA

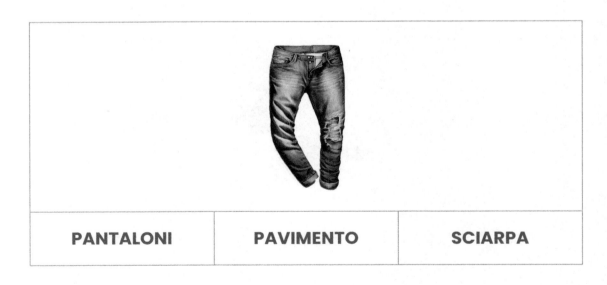

PANTALONI	PAVIMENTO	SCIARPA

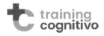 training cognitivo

Antonio Milanese – Lessico e Semantica

Vanishing cues: vestiti

Fase 1: osserva l'immagine e scegli la parola corretta

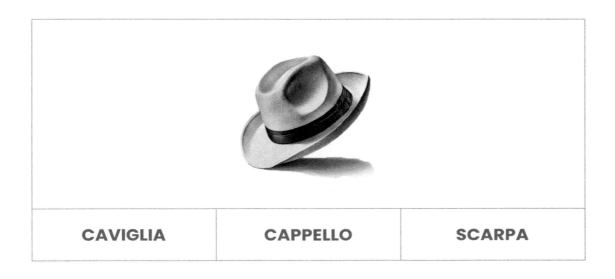

CAVIGLIA	CAPPELLO	SCARPA

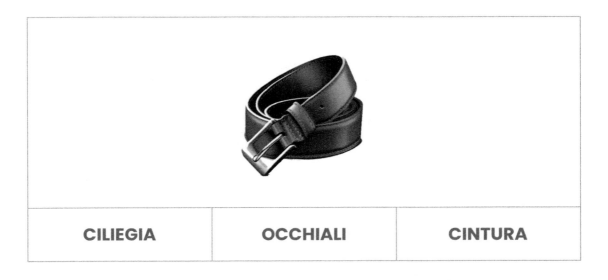

CILIEGIA	OCCHIALI	CINTURA

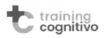

Vanishing cues: vestiti

Fase 1: osserva l'immagine e scegli la parola corretta

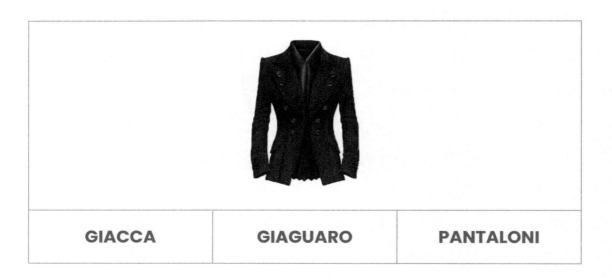

GIACCA	GIAGUARO	PANTALONI

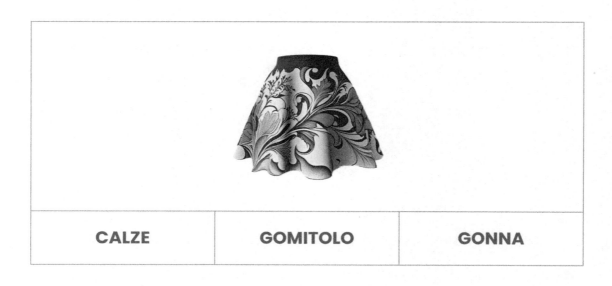

CALZE	GOMITOLO	GONNA

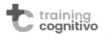

Vanishing cues: vestiti

Fase 1: osserva l'immagine e scegli la parola corretta

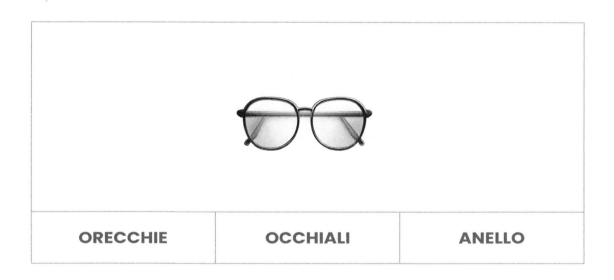

ORECCHIE	OCCHIALI	ANELLO

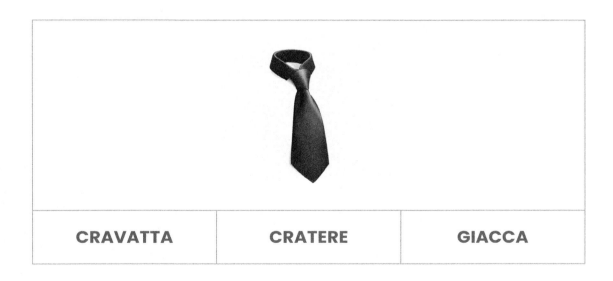

CRAVATTA	CRATERE	GIACCA

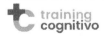

Vanishing cues: vestiti

Fase 1: osserva l'immagine e scegli la parola corretta

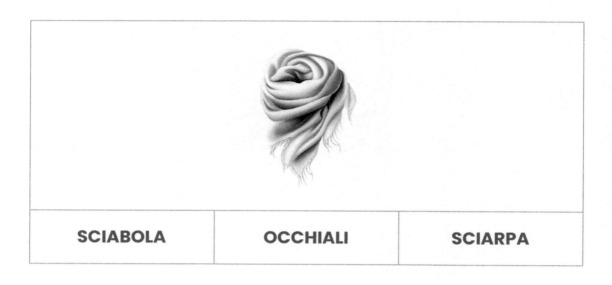

SCIABOLA	OCCHIALI	SCIARPA

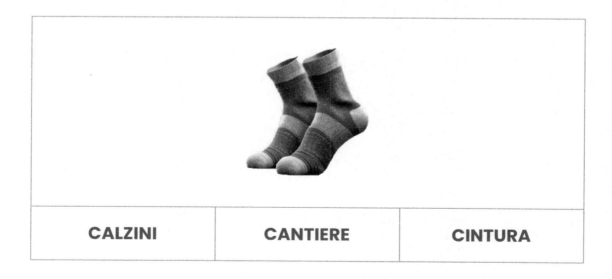

CALZINI	CANTIERE	CINTURA

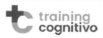

Vanishing cues: vestiti

Fase 2: completa la parola inserendo le lettere mancanti

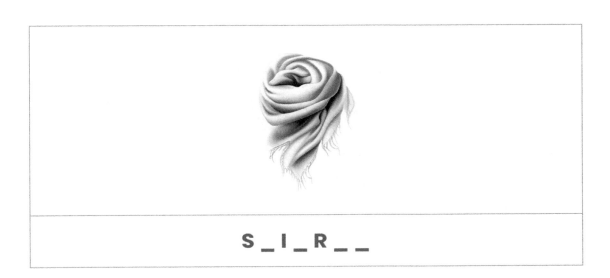

S _ I _ R _ _

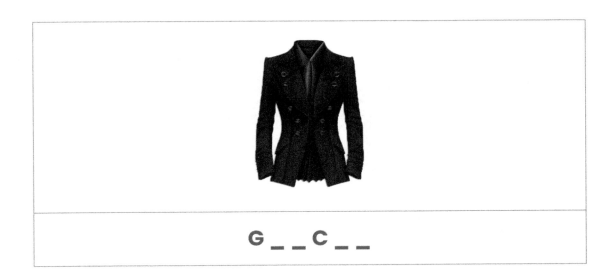

G _ _ C _ _

Vanishing cues: vestiti

Fase 2: completa la parola inserendo le lettere mancanti

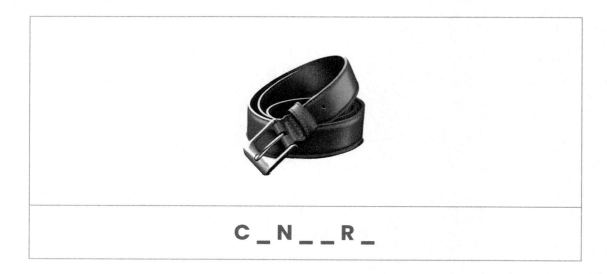

C _ N _ _ R _

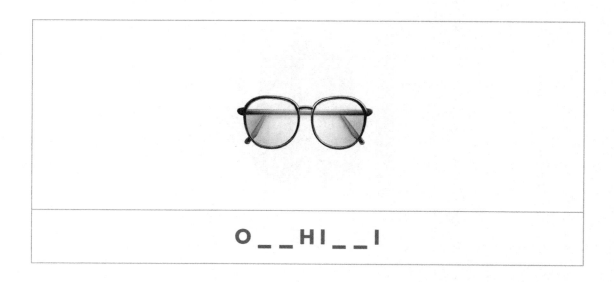

O _ _ HI _ _ I

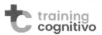

Vanishing cues: vestiti

Fase 2: completa la parola inserendo le lettere mancanti

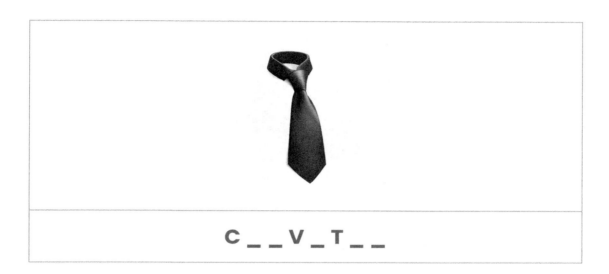

C _ _ V _ T _ _

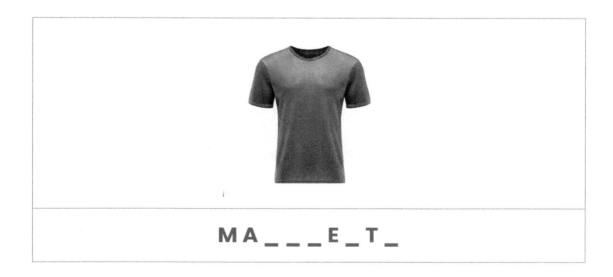

MA _ _ _ E _ T _

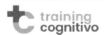

Vanishing cues: vestiti

Fase 2: completa la parola inserendo le lettere mancanti

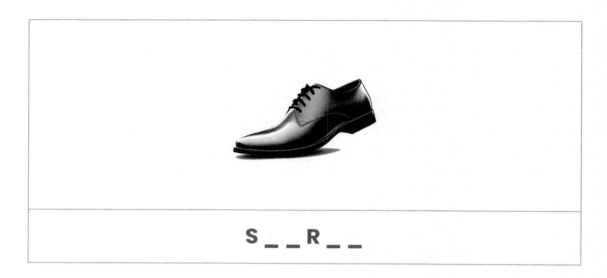

S _ _ R _ _

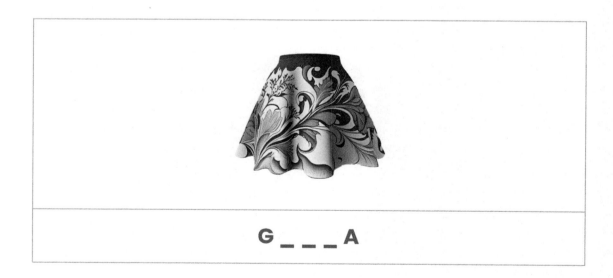

G _ _ _ A

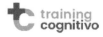

Vanishing cues: vestiti

Fase 2: completa la parola inserendo le lettere
mancanti

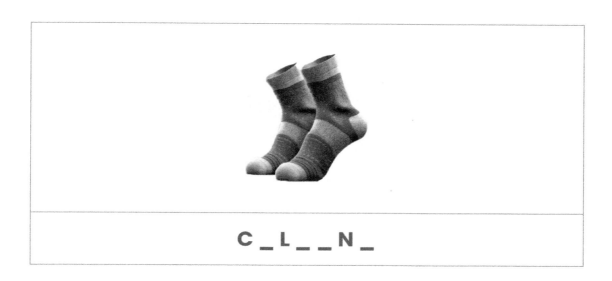

C _ L _ _ N _

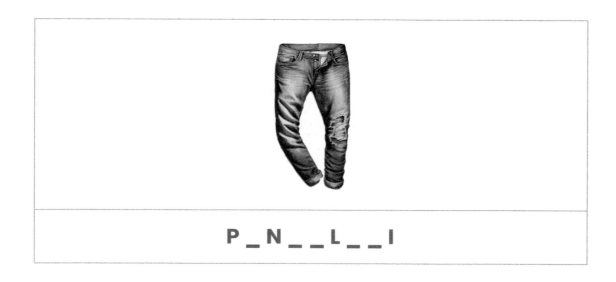

P _ N _ _ L _ _ I

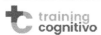

Vanishing cues: vestiti

Fase 2: completa la parola inserendo le lettere mancanti

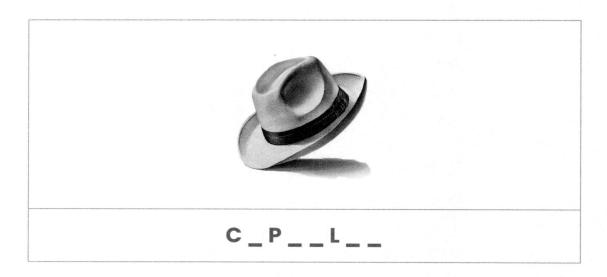

C _ P _ _ L _ _

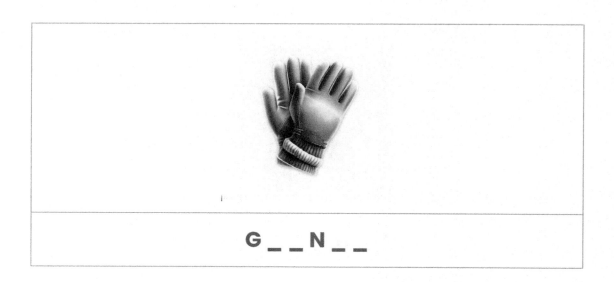

G _ _ N _ _

Vanishing cues: vestiti

Fase 3: scrivi la parola accanto a ogni immagine

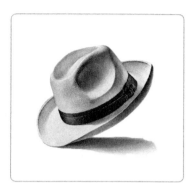

_____

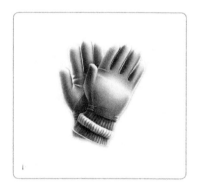

_____

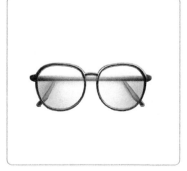

_____

Vanishing cues: vestiti

Fase 3: scrivi la parola accanto a ogni immagine

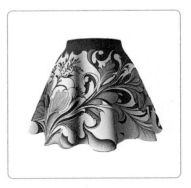

_____

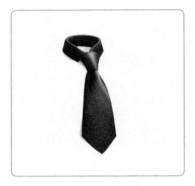

_____

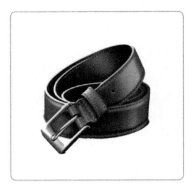

_____

Vanishing cues: vestiti

Fase 3: scrivi la parola accanto a ogni immagine

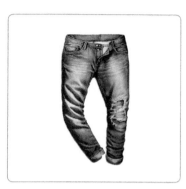

_____

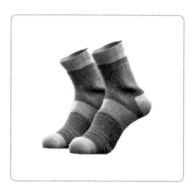

_____

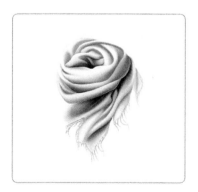

_____

Vanishing cues: vestiti

Fase 3: scrivi la parola accanto a ogni immagine

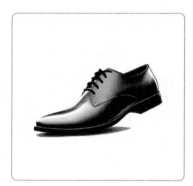

_____

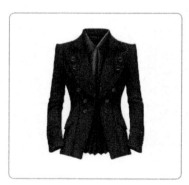

_____

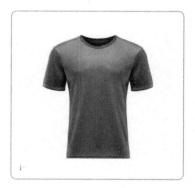

_____

Focus: i verbi

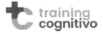

Per iniziare

Anche se i verbi sono oggetto specifico del lavoro all'interno del volume **Produrre le frasi**, faremo qui un piccolo approfondimento.

Nella prima attività dobbiamo indicare il verbo corrispondente all'immagine scegliendolo fra tre alternative.

Nella seconda attività, relativa all'ambito semantico, dobbiamo collegare ogni verbo col suo contrario.

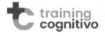

Verbi

Osserva l'azione e scegli la parola corretta

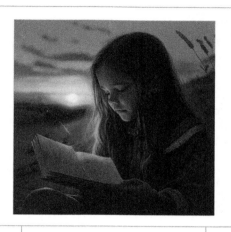

MANGIARE	GIOCARE	LEGGERE

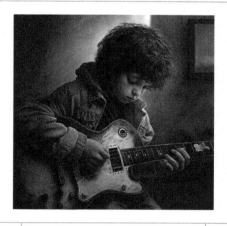

BALLARE	DORMIRE	SUONARE

Verbi

Osserva l'azione e scegli la parola corretta

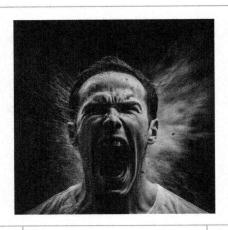

CORRERE	TUFFARSI	GRIDARE

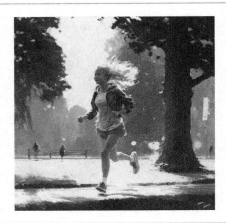

PARLARE	ABBRACCIARE	CORRERE

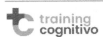

Verbi

Osserva l'azione e scegli la parola corretta

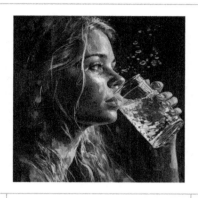

SCIARE	BACIARE	BERE

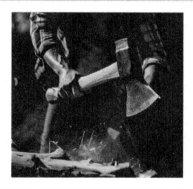

PARLARE	SALTARE	TAGLIARE

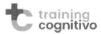

Antonio Milanese – Lessico e Semantica

Unisci i contrari - Verbi

Associa a ogni verbo il suo contrario

ENTRARE	○	○	SCENDERE
SALIRE	○	○	DIVIDERE
PRENDERE	○	○	USCIRE
UNIRE	○	○	LASCIARE

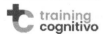

Unisci i contrari - Verbi

Associa a ogni verbo il suo contrario

TROVARE ○	○ **RASSEGNARSI**
SPERARE ○	○ **INIZIARE**
FINIRE ○	○ **PERDERE**
CONTINUARE ○	○ **INTERROMPERE**

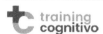

Unisci i contrari - Verbi

Associa a ogni verbo il suo contrario

GUADAGNARE ○	○ **TIRARE**
SPINGERE ○	○ **ASCIUGARE**
RIEMPIRE ○	○ **SPENDERE**
BAGNARE ○	○ **SVUOTARE**

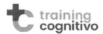

Unisci i contrari - Verbi

Associa a ogni verbo il suo contrario

CHIEDERE ○	○ RIPOSARSI
LAVORARE ○	○ RISPONDERE
TORNARE ○	○ VENDERE
COMPRARE ○	○ PARTIRE

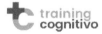

Attività semantiche

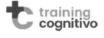

Per iniziare

La semantica è l'interfaccia tra il linguaggio e il mondo. Attraverso il linguaggio, infatti, categorizziamo il mondo («vestiti», «mezzi di trasporto», ecc.).

La categorizzazione è un'attività fondamentale perché permette al cervello di «andare al risparmio» utilizzando piani d'azione simili per oggetti appartenenti alla stessa categoria (sia una macchina che un autobus, ad esempio, accelerano, frenano, si possono rompere, ecc.).

A causa della sua natura ibrida tra linguaggio e «cognitivo» (per quanto questi due ambiti non siano mai del tutto distinti), la perdita di abilità semantiche può essere un primo indizio di un decadimento cognitivo. Se, infatti, è difficile trovare deficit semantici puri nelle afasie da ictus, è abbastanza frequente trovare delle compromissioni semantiche, ad esempio, nelle afasie progressive primarie.

Oltre al lavoro puro sulla semantica, possiamo sfruttare il rafforzamento dei collegamenti semantici per potenziare la denominazione. Lo possiamo fare con le attività che seguono o con protocolli specifici, come la Semantic Feature Analysis, che vedremo più avanti.

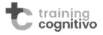

Matrici di figure

Trova e denomina tutti i cibi!

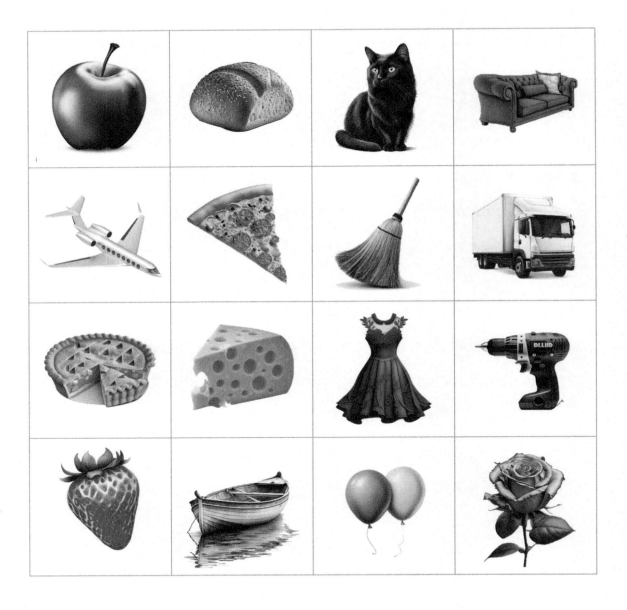

Matrici di figure

Trova e denomina tutti i veicoli!

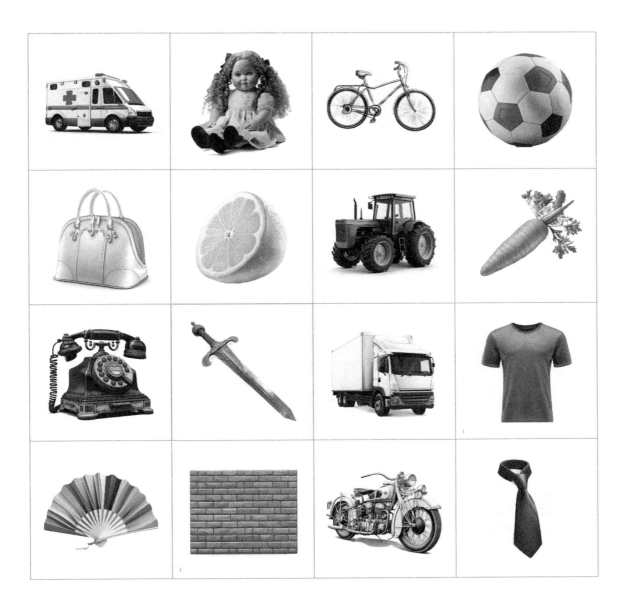

Matrici di figure

Trova e denomina tutti gli animali!

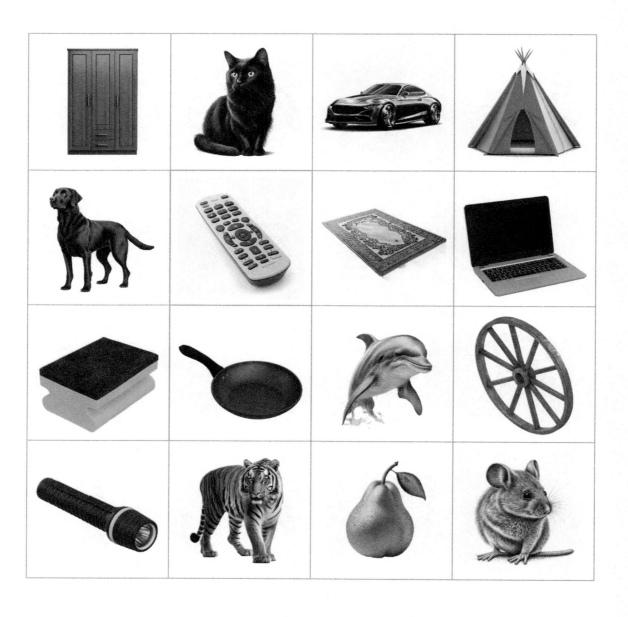

Matrici di figure

Trova e denomina tutti gli oggetti che tagliano!

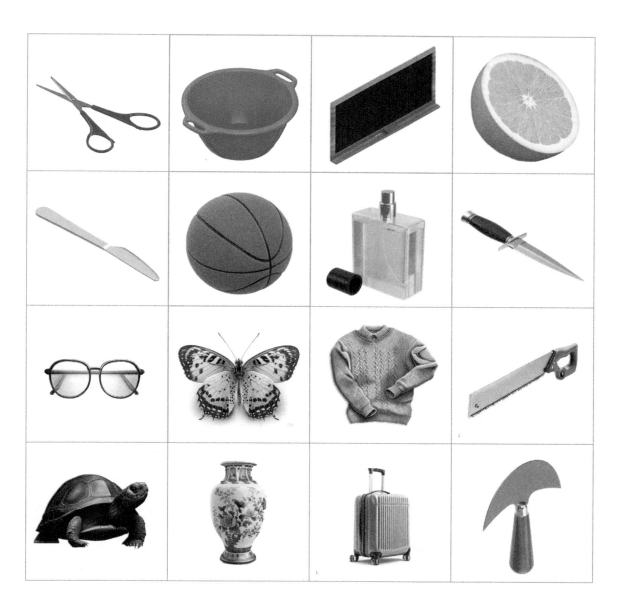

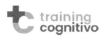

Semantica: si usa per...

Osserva la definizione e scegli la figura corretta

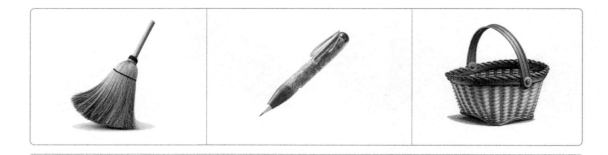

SI USA PER SCRIVERE

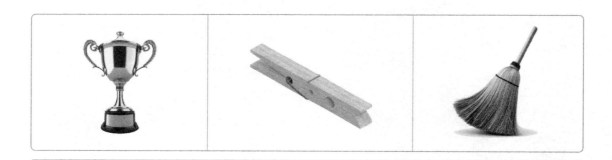

SI USA PER PULIRE IL PAVIMENTO

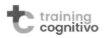

Semantica: si usa per...

Osserva la definizione e scegli la figura corretta

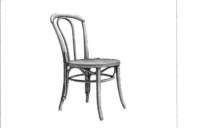 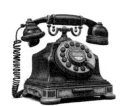 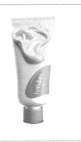

SI USA PER SEDERSI

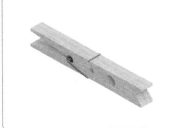 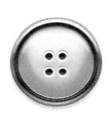 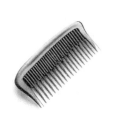

SI USA PER APPENDERE I VESTITI

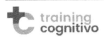

Semantica: si usa per...

Osserva la definizione e scegli la figura corretta

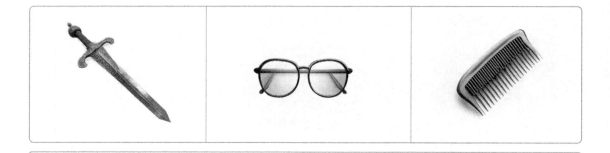

SI USA PER PETTINARSI I CAPELLI

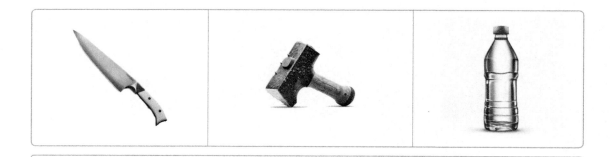

SI USA PER PIANTARE I CHIODI

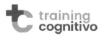

Semantica: si usa per...

Osserva la definizione e scegli la figura corretta

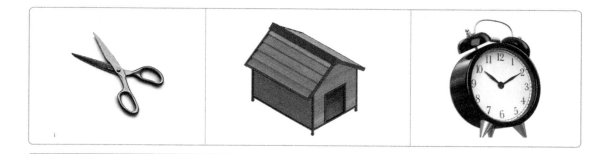

SI USA PER TAGLIARE QUALCOSA

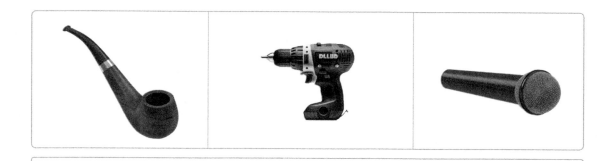

SI USA PER FARE I BUCHI NEL MURO

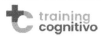 training cognitivo

Antonio Milanese – Lessico e Semantica

Semantica: si usa per...

Osserva la definizione e scegli la parola corretta

SI USA PER LEGARE QUALCOSA		
CORDA	LATTINA	RADIO

SI LEGGE PER TENERSI INFORMATI		
TAZZINA	GIORNALE	STAMPANTE

SI USA PER SAPERE CHE ORE SONO		
OROLOGIO	CASSETTO	CUSCINO

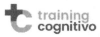

Semantica: si usa per...

Osserva la definizione e scegli la parola corretta

SI APRE PER FAR ENTRARE UN PO' D'ARIA

LIBRO	TAVOLO	FINESTRA

SI PAGA QUANDO ARRIVA

CANZONE	BOLLETTA	MENSOLA

SI BEVE LA MATTINA

FRUTTA	TASTIERA	CAFFÈ

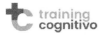 training cognitivo

Antonio Milanese – Lessico e Semantica

Semantica: in tasca

Scrivi i nomi degli oggetti che puoi trovare in tasca

Si usano per pagare: s _ _ _ _

Si usa per aprire la porta di casa: c _ _ _ _ _

Si usa per soffiarsi il naso: f _ _ _ _ _ _ _ _ _

Si riceve dopo aver pagato: s _ _ _ _ _ _ _ _

Si usa per telefonare: t _ _ _ _ _ _ _ _ _

Si usa per andare sul bus: b _ _ _ _ _ _ _ _

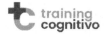

Semantica: categorizzazione

Denomina ogni figura, poi posizionala nel lato corretto

CALDO		FREDDO

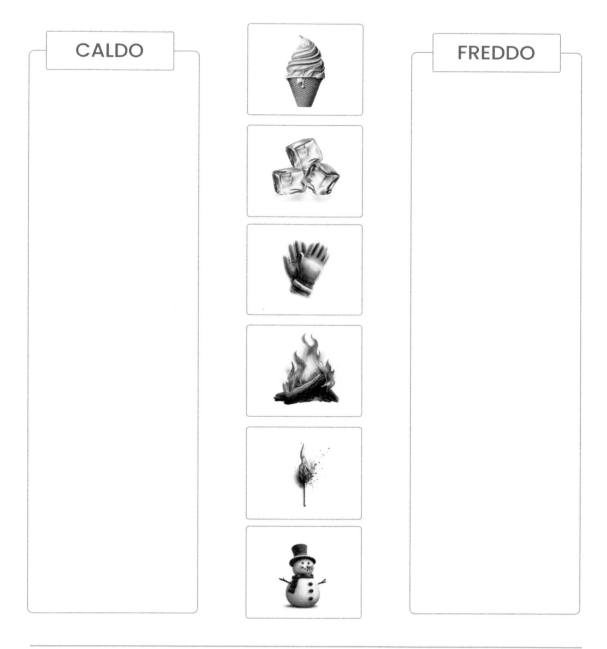

Semantica: categorizzazione

Denomina ogni figura, poi posizionala nel lato corretto

VOLA		NON VOLA

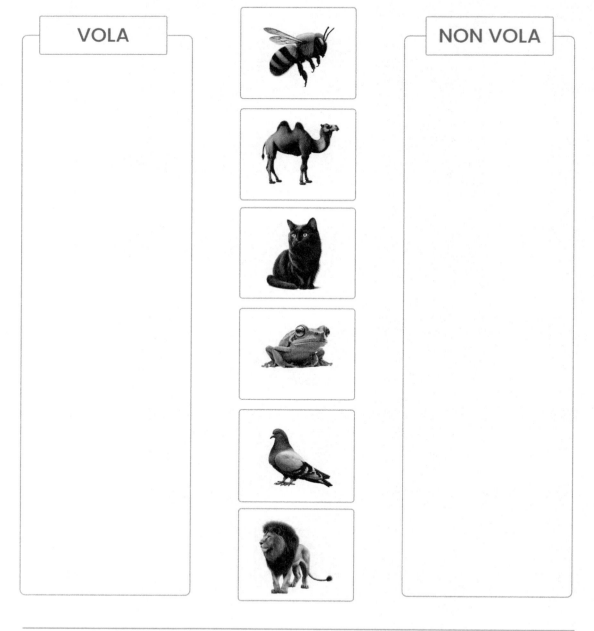

Antonio Milanese – Lessico e Semantica

Semantica: categorizzazione

Denomina ogni figura, poi posizionala nel lato corretto

CUCINA

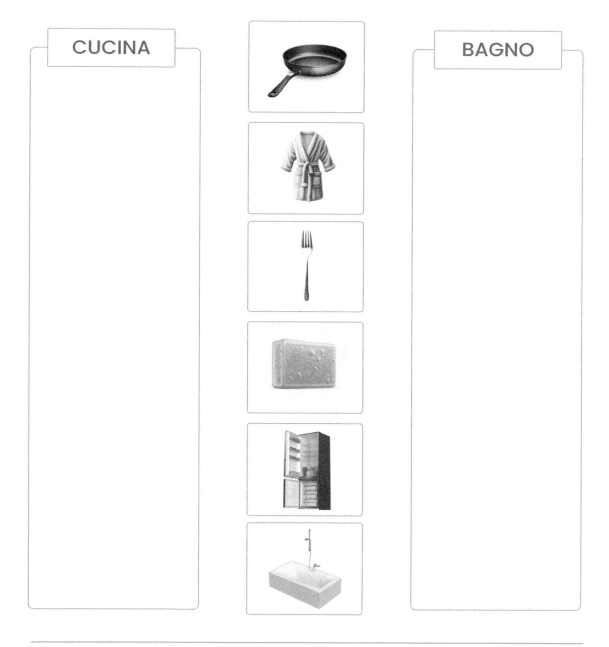

BAGNO

Semantica: categorizzazione

Denomina ogni figura, poi posizionala nel lato corretto

SI INDOSSA		NON SI INDOSSA

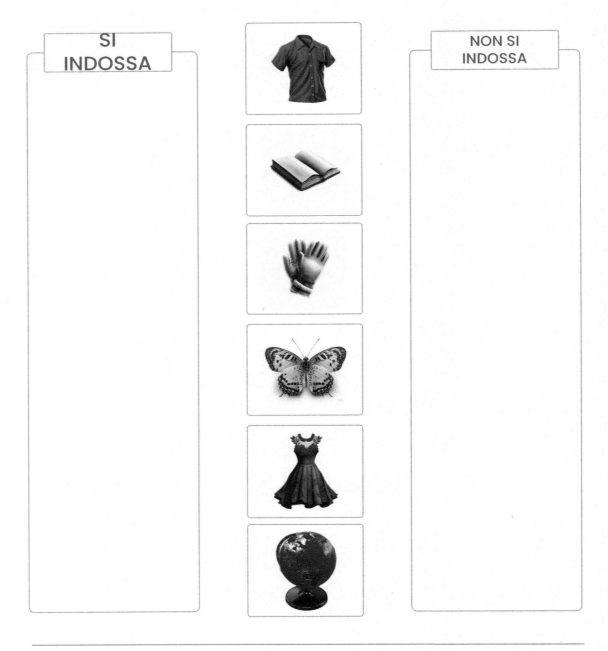

Semantica: categorizzazione

Denomina ogni figura, poi posizionala nel lato corretto

CARNIVORO

ERBIVORO

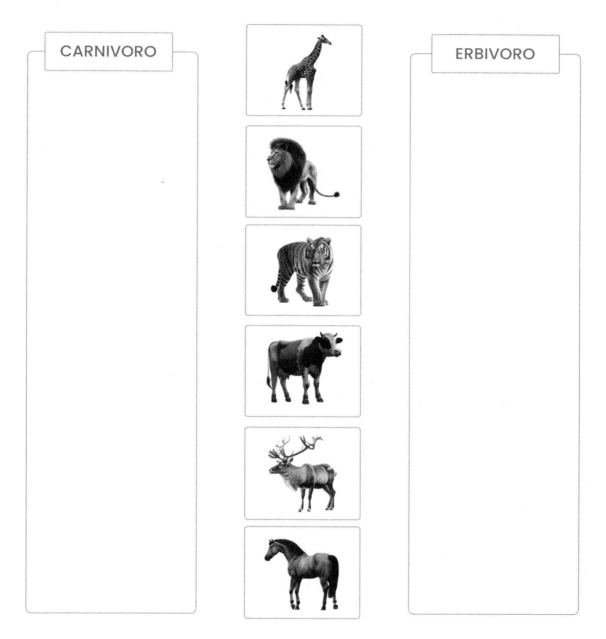

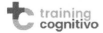

Semantica: categorie

Scrivi la categoria che contiene gli elementi

Avvocato, benzinaio, giornalista sono:

Italiano, francese e tedesco sono:

Rosso, verde e bianco sono:

Caffè, acqua e aranciata sono:

Ospedale, caserma e municipio sono:

Frigorifero, forno e lavatrice sono:

Occhi, naso e piedi sono:

Dieci, nove e quattro sono:

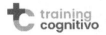

Semantica: quale non va bene?

Per ogni tripletta, cancella l'immagine che non va bene con le altre

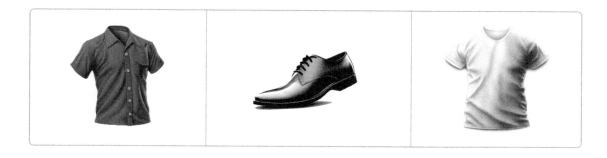

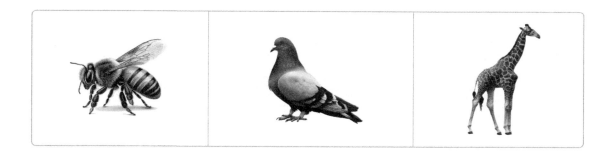

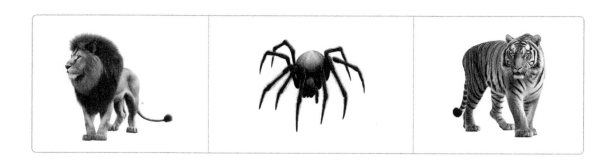

Semantica: quale non va bene?

Per ogni tripletta, cancella l'immagine che non va bene con le altre

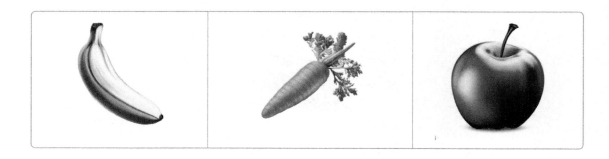

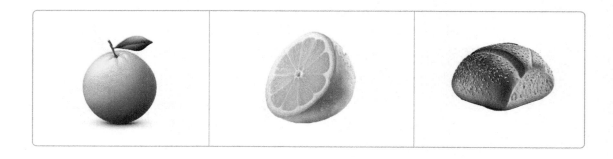

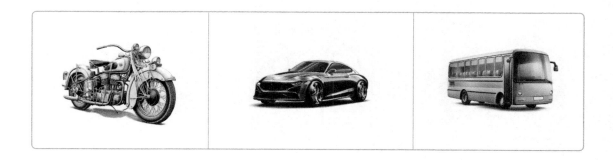

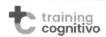

Semantica: si usano insieme

Collega gli oggetti che si usano insieme

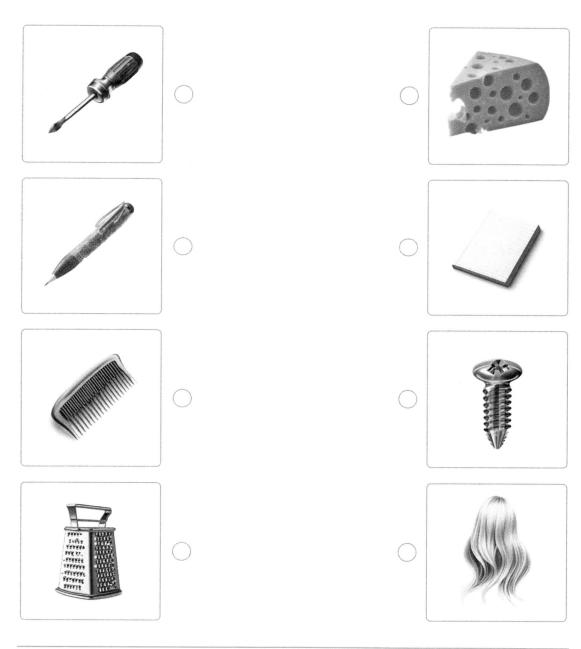

Unisci i contrari - Aggettivi

Associa a ogni aggettivo il suo contrario

LUNGO	○	○	VECCHIO
GENTILE	○	○	CORTO
APERTO	○	○	CHIUSO
GIOVANE	○	○	SGARBATO

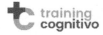

Antonio Milanese – Lessico e Semantica

Unisci i contrari - Aggettivi

Associa a ogni aggettivo il suo contrario

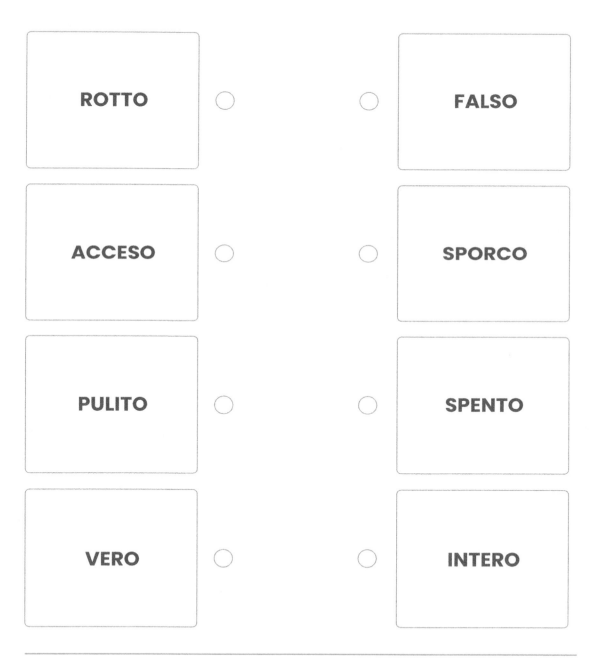

ROTTO ○   ○ FALSO

ACCESO ○   ○ SPORCO

PULITO ○   ○ SPENTO

VERO ○   ○ INTERO

 training cognitivo

Antonio Milanese – Lessico e Semantica

Unisci i contrari - Aggettivi

Associa a ogni aggettivo il suo contrario

BUONO	○	○	BUIO
SPESSO	○	○	SOTTILE
ILLUMINATO	○	○	POVERO
RICCO	○	○	CATTIVO

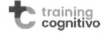 training cognitivo

Antonio Milanese – Lessico e Semantica

Unisci i contrari - Aggettivi

Associa a ogni aggettivo il suo contrario

MODESTO	○	○	CALMO
AGITATO	○	○	ATTENTO
DISTRATTO	○	○	PRESUNTUOSO
FAVOREVOLE	○	○	CONTRARIO

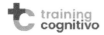

Unisci i contrari - Aggettivi

Associa a ogni aggettivo il suo contrario

| BAGNATO | ○ | ○ | AMICO |

| PROIBITO | ○ | ○ | RUVIDO |

| NEMICO | ○ | ○ | PERMESSO |

| LISCIO | ○ | ○ | ASCIUTTO |

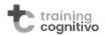 **training cognitivo**

Antonio Milanese – Lessico e Semantica

Unisci i contrari - Aggettivi

Associa a ogni aggettivo il suo contrario

CURVO	○	○	DRITTO
UMIDO	○	○	ALLEGRO
TRISTE	○	○	DESERTO
AFFOLLATO	○	○	SECCO

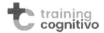

Scrivi i contrari

Scrivi il contrario

Il contrario di ricco è p_ _ _ _ _

Il contrario di pieno è v_ _ _ _

Il contrario di ritardatario è p_ _ _ _ _ _ _

Il contrario di pubblico è p_ _ _ _ _ _

Il contrario di aperto è c_ _ _ _ _

Il contrario di pulito è s_ _ _ _ _

Il contrario di tutto è n_ _ _ _ _

Il contrario di diverso è u_ _ _ _ _

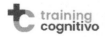 training cognitivo

Antonio Milanese – Lessico e Semantica

Scrivi i contrari

Scrivi il contrario

Il contrario di silenzioso è r_ _ _ _ _ _ _

Il contrario di inizio è f_ _ _

Il contrario di veloce è l_ _ _ _

Il contrario di poco è m_ _ _ _

Il contrario di innocente è c_ _ _ _ _ _ _ _

Il contrario di amato è o_ _ _ _ _

Il contrario di migliore è p_ _ _ _ _ _ _

Il contrario di primo è u_ _ _ _ _

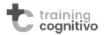

Antonio Milanese – Lessico e Semantica

Scrivi i contrari

Scrivi il contrario

Il contrario di accettare è r_____

Il contrario di morire è v_____

Il contrario di entrare è u_____

Il contrario di galleggiare è a_____

Il contrario di salire è s_____

Il contrario di dare è r_____

Il contrario di vietare è p_____

Il contrario di avvicinare è a_____

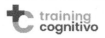

Domande con «chi»

Rispondi alle domande inserendo il mestiere corretto

Chi consegna la posta?

Chi recita nei film?

Chi difende le persone in tribunale?

Chi porta i piatti quando sei al ristorante?

Chi dipinge i quadri?

Chi guida i camion?

Chi lavora negli uffici?

Chi prende gli appuntamenti?

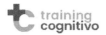

Catene di significati

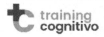

Catene di significati

Ogni parola è collegata alla successiva attraverso una relazione semantica: può essere una parola che condivide lo stesso ambito, oppure può essere il contrario. Ricorda che le parole possono avere più di un significato: ad esempio, la vite può essere sia una pianta che un oggetto metallico!

SCHEDA

B _ _ _ C _

N _ V _

F _ _ D _ O

C _ _ D _

F _ R N _

C _ C _ _ A

R _ _ T _ R _ _ T _

P _ A _ _ I

B _ TT _ _ I _

P _ L _

E _ E _ _ _ A

F _ _ Z _

M _ SC _ L _

O _ _ A

CANE

SOLUZIONI

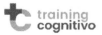
training cognitivo

Catene di significati

Ogni parola è collegata alla successiva attraverso una relazione semantica: può essere una parola che condivide lo stesso ambito, oppure può essere il contrario. Ricorda che le parole possono avere più di un significato: ad esempio, la vite può essere sia una pianta che un oggetto metallico!

OMBRA

L _ _ E

S _ L _

ST _ L _ A

C _ _ E _ A

N _ T _ L _

A _ B _ _ O

P _ _ N T _

M _ P _ A

T _ S _ R _

P _ R _ _ A

N _ V _

O _ E A _ _

IN _ _ _ N _

A _ _ R I _ _

COLOMBO

SOLUZIONI

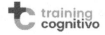
training cognitivo

Antonio Milanese – Lessico e Semantica

Catene di significati

Ogni parola è collegata alla successiva attraverso una relazione semantica: può essere una parola che condivide lo stesso ambito, oppure può essere il contrario. Ricorda che le parole possono avere più di un significato: ad esempio, la vite può essere sia una pianta che un oggetto metallico!

FILO

C _ V _

V U _ _ _

P _ E _ _

B _ N Z _ _ _

A _ T _

M _ Z Z _

I N _ _ R _

R _ T T _

P _ Z _ I

C _ N Z _ _ I

M _ S _ C _

N _ T _

R _ G _ S _ R _

M _ E S _ _ A

APPELLO

SOLUZIONI

Filo – Cavo – Vuoto – Pieno – Benzina – Auto – Mezzo – Intero – Rotto – Pezzi – Canzoni – Musica – Note – Registro – Maestra – Appello

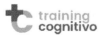

Antonio Milanese – Lessico e Semantica

Catene di significati

Ogni parola è collegata alla successiva attraverso una relazione semantica: può essere una parola che condivide lo stesso ambito, oppure può essere il contrario. Ricorda che le parole possono avere più di un significato: ad esempio, la vite può essere sia una pianta che un oggetto metallico!

LEGNA

S T _ F _

S T _ N _ A

S _ N N _

L _ T _ O

L _ B _ _

I N _ _ _ _

D _ T _

M _ _ O

V _ R N _ _ _

C _ _ O R _

A _ C _ _ _ L E _ _

P I _ _ _ I _

B _ _ N A _ O

A S _ _ _ T T O

FISICO

SOLUZIONI

Legna – Stufa – Stanca – Sonno – Letto – Libro – Indice – Dita – Mano – Vernice – Colore – Arcobaleno – Pioggia – Bagnato – Asciutto – Fisico

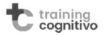
training cognitivo

Antonio Milanese – Lessico e Semantica

Catene di significati

Ogni parola è collegata alla successiva attraverso una relazione semantica: può essere una parola che condivide lo stesso ambito, oppure può essere il contrario. Ricorda che le parole possono avere più di un significato: ad esempio, la vite può essere sia una pianta che un oggetto metallico!

INTERNET

R _ T _

C _ L C _ _

P _ _ D _

P _ _ N T _

F _ O _ E

R _ S _

A Z _ _ R _ _

C I _ _ _

N U _ _ _ E

T E _ _ _ R A _ _

L _ _ P _

C _ R N _ E _ _

F _ L P _

C _ P P U _ _ I _

BAR

SOLUZIONI

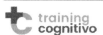
training cognitivo

Antonio Milanese – Lessico e Semantica

Catene di significati

Ogni parola è collegata alla successiva attraverso una relazione semantica: può essere una parola che condivide lo stesso ambito, oppure può essere il contrario. Ricorda che le parole possono avere più di un significato: ad esempio, la vite può essere sia una pianta che un oggetto metallico!

DESERTO

S _ B _ I _

C L _ S S _ _ _ _

T _ M _ _

P R _ _ _

S _ _ O N D _

C _ N T _ R _ _

P _ T _ T _

C _ R _ T _

C _ _ _ G L _ O

D _ N _ I

F _ T _ N _

F _ V _ L _

P R _ _ C _ P _

C _ R _ N _

TESTA

SOLUZIONI

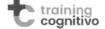

Antonio Milanese – Lessico e Semantica

Catene di significati

Ogni parola è collegata alla successiva attraverso una relazione semantica: può essere una parola che condivide lo stesso ambito, oppure può essere il contrario. Ricorda che le parole possono avere più di un significato: ad esempio, la vite può essere sia una pianta che un oggetto metallico!

PAGINA

B _ A N _ _

C _ R _ A

P _ N N _

P _ _ M A

U _ _ E L _ O

A _ I

P _ _ L O

F A _ T _ R _ A

M _ C _ A

L A _ _ E

A L _ _ M _ N _ _

M _ T _ L L _

O _ O

A R _ _ N T _

VIVO

SOLUZIONI

Pagina – Bianca – Carta – Penna – Piuma – Uccello – Ali – Pollo – Fattoria – Mucca – Latte – Alluminio – Metallo – Oro – Argento – Vivo

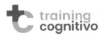

Catene di significati

Ogni parola è collegata alla successiva attraverso una relazione semantica: può essere una parola che condivide lo stesso ambito, oppure può essere il contrario. Ricorda che le parole possono avere più di un significato: ad esempio, la vite può essere sia una pianta che un oggetto metallico!

VASCA

B _ G N _

M A _ _

E _ T _ T _

I N _ _ R _ _

G H I _ _ _ I _

C _ B _ T T _

C I _ _ N D _ _

C A _ _ E _ _ O

L A _ _

P _ C _ R _

P A _ _ O _ E

F I _ _ H I _

A R _ _ T _ _

R I _ _ R E

DISCHETTO

SOLUZIONI

Vasca – Bagno – Mare – Estate – Inverno – Ghiaccio – Cubetto – Cilindro – Cappello – Lana – Pecora – Pastore – Fischio – Arbitro – Rigore – Dischetto

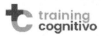

Domande e risposte

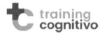

Domande con «cosa»

Rispondi alle domande

Cosa si usa per illuminare quando salta la luce?

Cosa si può appendere alla parete?

Cosa guardi per sapere che ore sono?

Cosa puoi mangiare al cinema?

Cosa serve per entrare allo stadio?

Cosa usi per soffiare il naso?

Cosa usi per tenere insieme i fogli?

Cosa usa chi non vede bene da lontano?

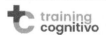

Domande con «quando»

Rispondi alle domande

Quando fai colazione?

Quando cade la neve?

Quando aprono gli uffici?

Quando vai dal dentista?

Quando compi gli anni?

Quando cambiano colore le foglie?

Quando si indossa il costume da bagno?

Quando è meglio lavarsi i denti?

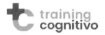

Completamenti

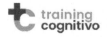

Completa i proverbi

Completa i proverbi con la parola mancante

Una mela al giorno toglie il medico di _ _ _ _ _

Come trovare un ago in un _ _ _ _ _ _ _ _

Non tutte le ciambelle riescono col _ _ _ _

Chi la dura la _ _ _ _ _

Anche l'occhio vuole la sua _ _ _ _ _

A buon intenditor poche _ _ _ _ _ _

Al cuor non si _ _ _ _ _ _ _

Buon sangue non _ _ _ _ _

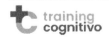

Completa i proverbi

Completa i proverbi con la parola mancante

Chi di spada ferisce di spada _ _ _ _ _ _ _

Chi fa da sé fa per _ _ _

Chi dorme non piglia _ _ _ _ _

Chi ha il pane non ha i _ _ _ _ _

Chi semina vento raccoglie _ _ _ _ _ _ _ _

Chi troppo vuole nulla _ _ _ _ _ _ _

Chi la fa l'_ _ _ _ _ _ _

Chi tace _ _ _ _ _ _ _ _ _ _

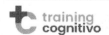 training cognitivo

Antonio Milanese – Lessico e Semantica

Completa i proverbi

Completa i proverbi con la parola mancante

Chi trova un amico trova un _ _ _ _ _ _

Chi va con lo zoppo impara a _ _ _ _ _ _ _ _ _

Cielo a pecorelle pioggia a _ _ _ _ _ _ _ _ _

Il mattino ha l'oro in _ _ _ _ _

Il pesce puzza dalla _ _ _ _ _

Il riso abbonda sulla bocca degli _ _ _ _ _ _ _ _

Il tempo è _ _ _ _ _ _ _ _ _ _

Il vino buono è nella botte _ _ _ _ _ _ _

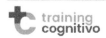

Completa i proverbi

Completa i proverbi con la parola mancante

L'appetito vien _ _ _ _ _ _ _ _

La fretta è cattiva _ _ _ _ _ _ _ _ _

Lontano dagli occhi lontano dal _ _ _ _ _

Meglio soli che male _ _ _ _ _ _ _ _ _ _ _

Non c'è due senza _ _ _

Occhio non vede cuore non _ _ _ _ _

Ogni promessa è un _ _ _ _ _ _

Paese che vai, usanza che _ _ _ _ _

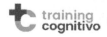

Completa i proverbi

Completa i proverbi con la parola mancante

Piove sempre sul _ _ _ _ _ _ _

Meglio un uovo oggi che una gallina _ _ _ _ _ _

Rosso di sera bel tempo si _ _ _ _ _ _

Sbagliando si _ _ _ _ _ _

Tutto fumo e niente _ _ _ _ _ _ _

Tra i due litiganti il terzo _ _ _ _

Tutti i nodi vengono al _ _ _ _ _ _ _

Chi pecora si fa, il lupo la _ _ _ _ _ _

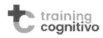

TECNICHE SPECIFICHE

Semantic Feature Analysis

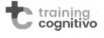

Semantic Feature Analysis

La Semantic Feature Analysis (SFA) è una tecnica nata per le situazioni di anomia, ovvero la difficoltà a reperire una parola. La strategia utilizzata è quella di elicitare le caratteristiche semantiche di una parola rispondendo a delle domande.

PRO: è utilizzata con successo anche nelle afasie fluenti e nell'Afasia Progressiva Primaria.

CONTRO: non tende a generalizzare a parole non trattate.

Potete approfondire questi concetti nel nostro articolo: https://www.trainingcognitivo.it/semantic-feature-analysis-per-lafasia-dove-funziona-e-dove-no/

Perché ci interessa?

Perché, dopo le prime varianti della SFA mirate al recupero dei sostantivi, sono nate versioni della SFA relative al recupero dei verbi.

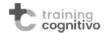

Semantic Feature Analysis

SFA classica:

1. Si mette un'immagine al centro del foglio
2. Si chiede di denominare l'immagine.
3. Sia che la persona sia in grado di denominare l'immagine, sia che non lo sia, si pongono le domande sotto/sopra ogni casella e si scrivono le risposte
4. Alla fine si chiede alla persona di denominare l'immagine. Se non ci riesce, la denominiamo noi e chiediamo di ripetere.

CATEGORIA	USO	AZIONE
È un/una…	Si usa per…	Cosa fa?

DESCRIZIONE	LUOGO	ASSOCIAZIONI
Come è fatta/o?	Dove si trova?	Mi fa pensare a…?

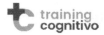

Semantic Feature Analysis

CATEGORIA

È un/uno/una…

uso

Si usa per…

AZIONE

Cosa fa?

DESCRIZIONE

Come è fatta/o?

LUOGO

Dove si trova?

ASSOCIAZIONI

Mi fa pensare a…

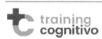

Antonio Milanese – Lessico e Semantica

TECNICHE

Phonological Components Analysis

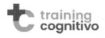

Phonological Components Analysis

La Phonological Components Analysis (PCA) si basa sugli stessi principi della Semantic Feature Analysis, ma si focalizza sulle caratteristiche fonologiche della parola (anziché i suoi collegamenti semantici).

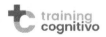

Phonological Components Analysis

SFA classica:

1. Si mette un'immagine al centro del foglio

2. Si chiede di denominare l'immagine.

3. Sia che la persona sia in grado di denominare l'immagine, sia che non lo sia, si pongono le domande sotto/sopra ogni casella e si scrivono le risposte

4. Alla fine si chiede alla persona di denominare l'immagine. Se non ci riesce, la denominiamo noi e chiediamo di ripetere.

PRIMO SUONO	PRIMO SUONO ASSOCIATO	SUONO FINALE
Con quale suono inizia?	Quale altra parola inizia allo stesso modo?	Con quale suono finisce?

RIMA	NUMERO DI SILLABE
Con quale parola fa rima?	Quante sillabe ha la parola?

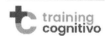

Phonological Components Analysis

PRIMO SUONO

Con quale suono
inizia?

PRIMO SUONO ASSOCIATO

Quale altra parola
inizia con lo stesso
suono?

SUONO FINALE

Con quale suono
finisce?

RIMA

Con quale parola fa
rima?

NUMERO DI SILLABE

Quante sillabe ha la
parola?

Immagini per SFA e PCA

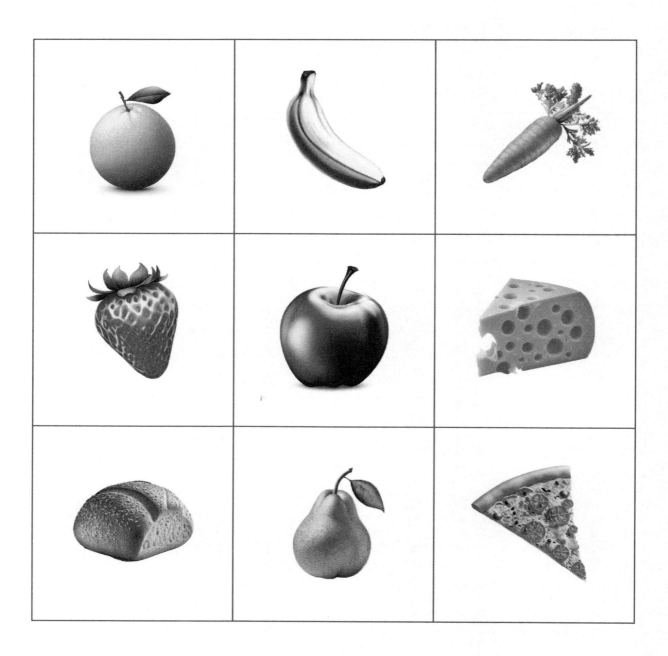

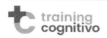

Immagini per SFA e PCA

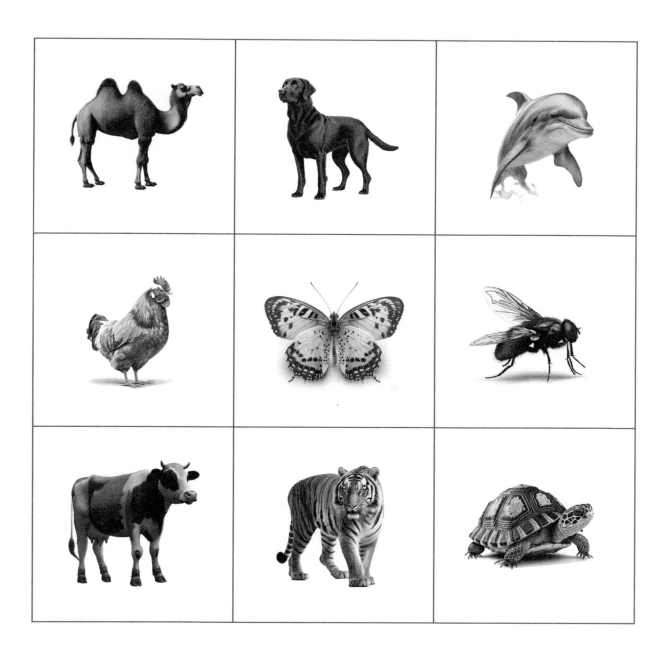

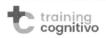

Immagini per SFA e PCA

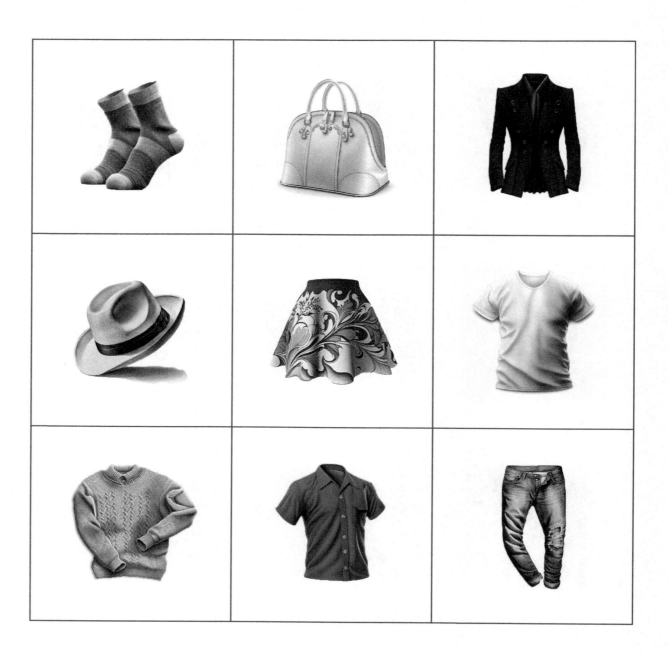

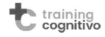

Immagini per SFA e PCA

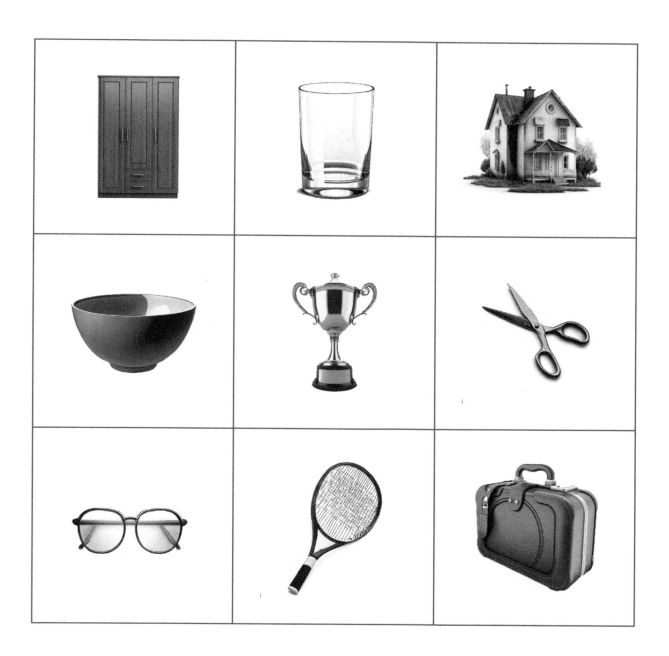

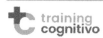

Immagini per SFA e PCA

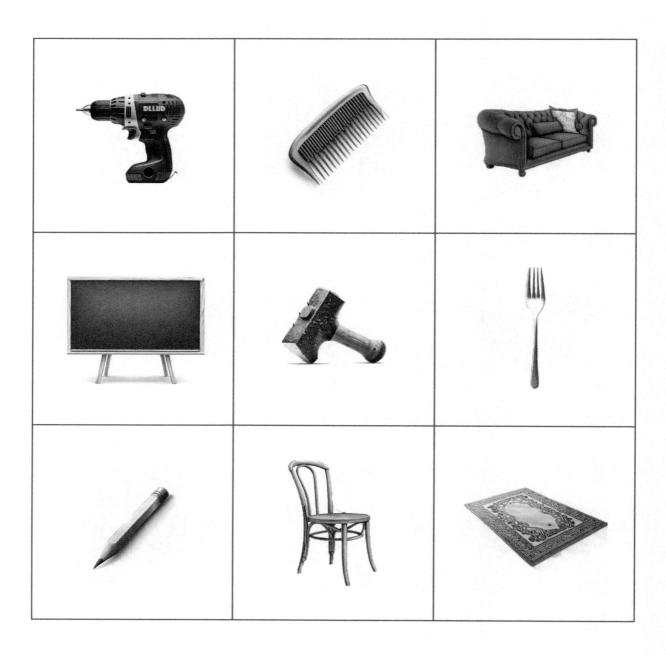

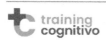

Immagini per SFA e PCA

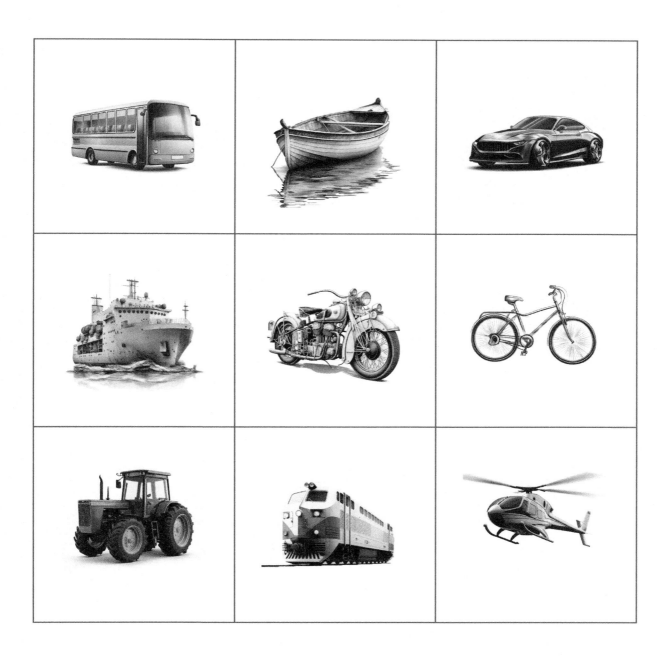

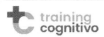

Memoria verbale

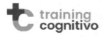

Infine... la memoria verbale

Un passo ulteriore rispetto alla denominazione è quello del mantenimento in memoria.

La memoria verbale ci aiuta a trattenere le informazioni verbali per un tempo più o meno lungo, in modo da poterle elaborare.

Il primo set di esercizi è diviso in tre parti:

- Lettura e memorizzazione
- Rievocazione da lettera iniziale e immagine degradata
- Rievocazione senza alcun aiuto

Il compito «Ricorda e componi», invece, richiede di ricordare alcune parole e, successivamente, comporle attraverso le lettere sparse.

Potete usare una versione interattiva di «Ricorda e componi» cliccando su questo link: https://trainingcognitivo.it/GC/ricordaecomponi/

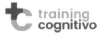

Memoria verbale

Esercizio 1

Passaggio 1: Memorizza questi oggetti. Quando sei pronto, volta pagina

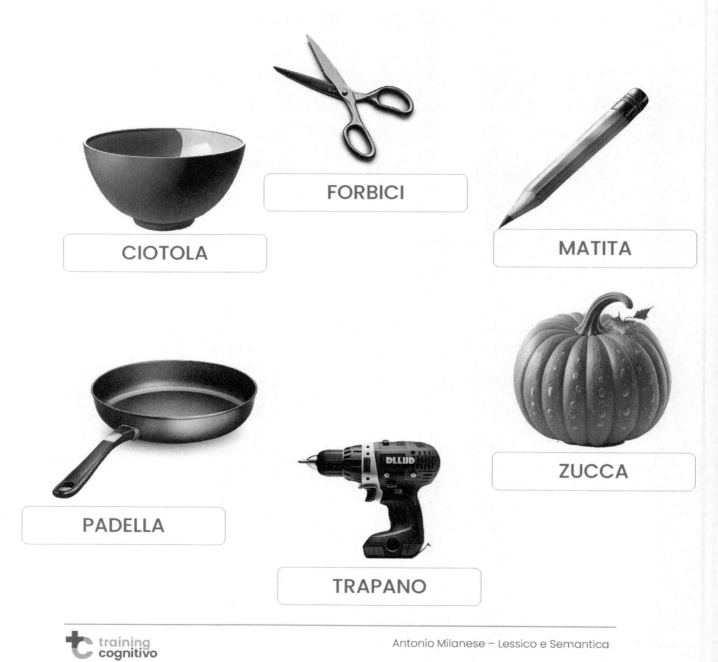

CIOTOLA

FORBICI

MATITA

PADELLA

TRAPANO

ZUCCA

Memoria verbale

Esercizio 1
Passaggio 2: Ora prova a ricordare le parole dall'iniziale e dalla mezza sagoma

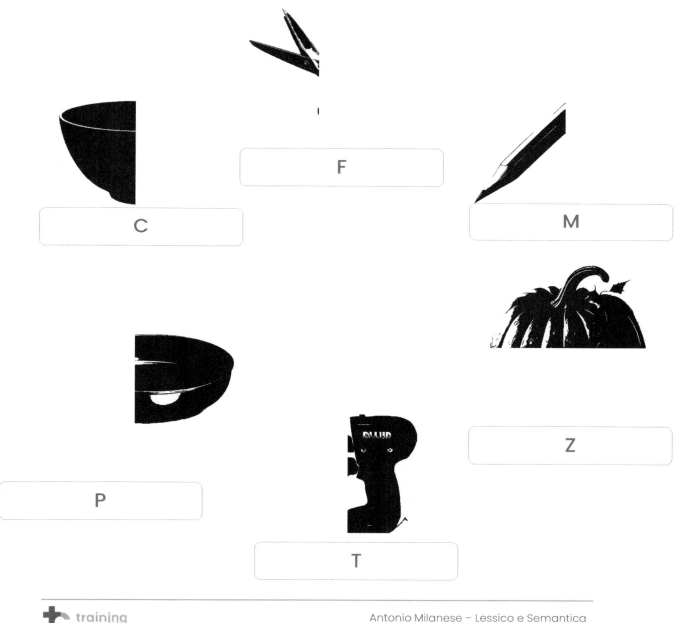

Memoria verbale

Esercizio 1
Passaggio 3: Ora prova a ricordare le parole senza alcun indizio!

Memoria verbale

Esercizio 2

Passaggio 1: Memorizza questi oggetti. Quando sei pronto, volta pagina

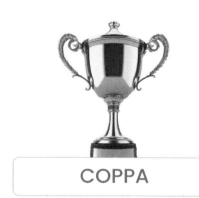

COPPA

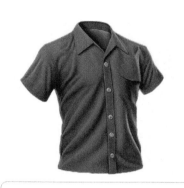

CAMICIA

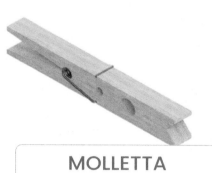

MOLLETTA

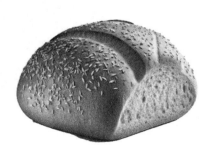

PANE

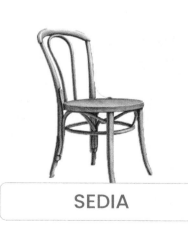

SEDIA

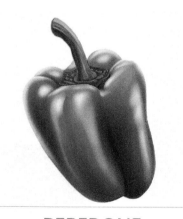

PEPERONE

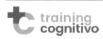
training cognitivo

Antonio Milanese – Lessico e Semantica

Memoria verbale

Esercizio 2
Passaggio 2: Ora prova a ricordare le parole dall'iniziale e dalla mezza sagoma

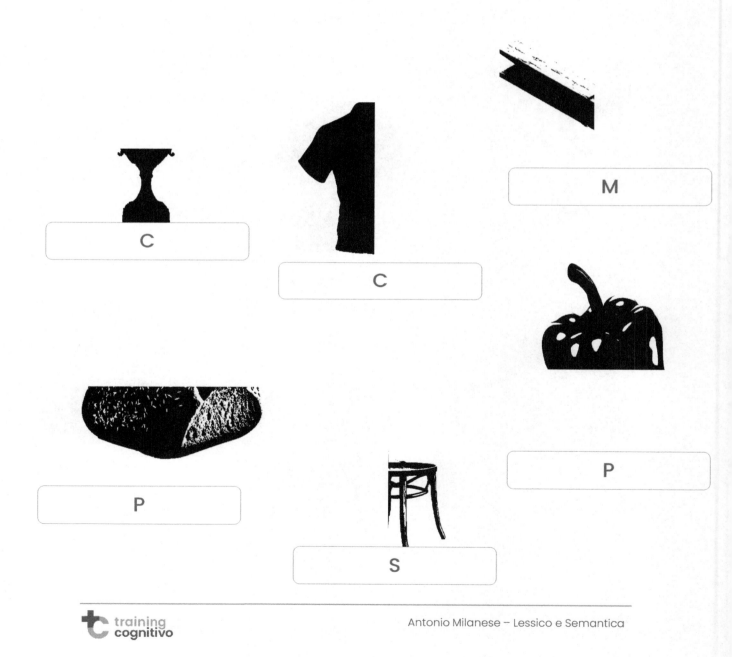

M

C

C

P

P

S

Memoria verbale

Esercizio 2
Passaggio 3: Ora prova a ricordare le parole senza alcun indizio!

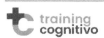

Memoria verbale

Esercizio 3
Passaggio 1: Memorizza questi oggetti. Quando sei pronto, volta pagina

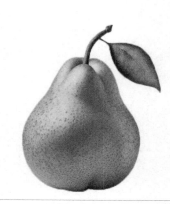

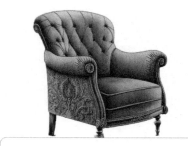

POLTRONA

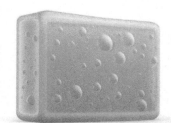

SAPONE

BINOCOLO

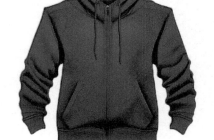

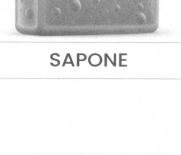

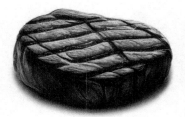

PERA

BISTECCA

FELPA

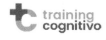 training cognitivo

Antonio Milanese – Lessico e Semantica

Memoria verbale

Esercizio 3
Passaggio 2: Ora prova a ricordare le parole dall'iniziale e dalla mezza sagoma

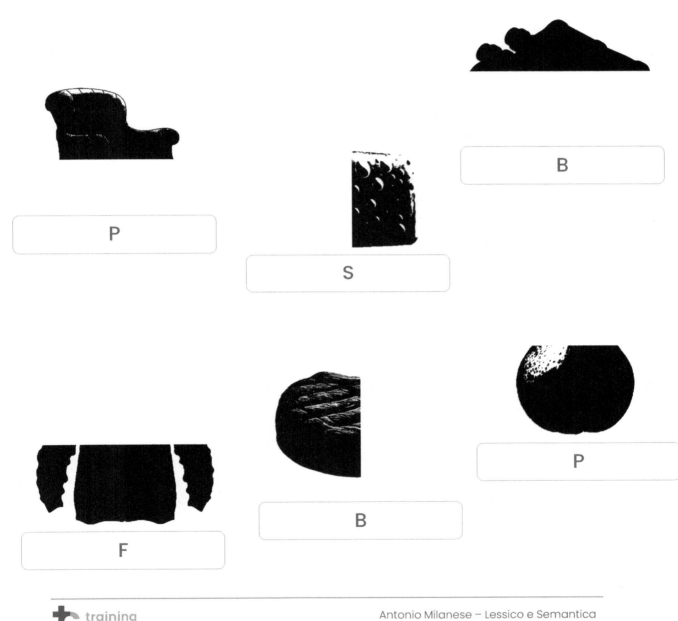

B

P

S

F

B

P

Memoria verbale

Esercizio 3
Passaggio 3: Ora prova a ricordare le parole senza alcun indizio!

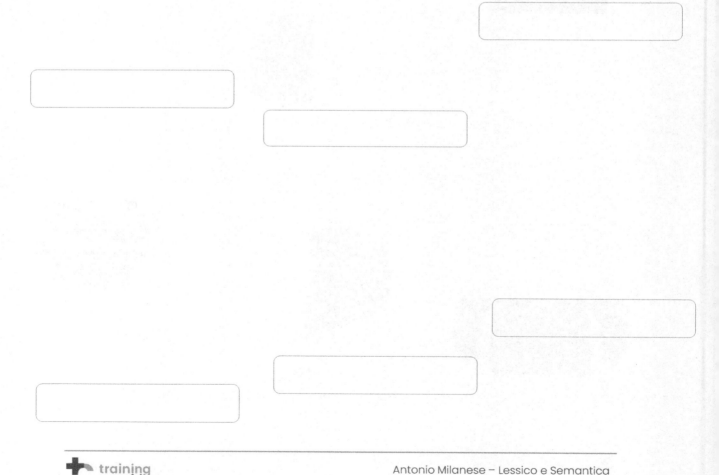

Memoria verbale

Esercizio 4

Passaggio 1: Memorizza questi oggetti. Quando sei pronto, volta pagina

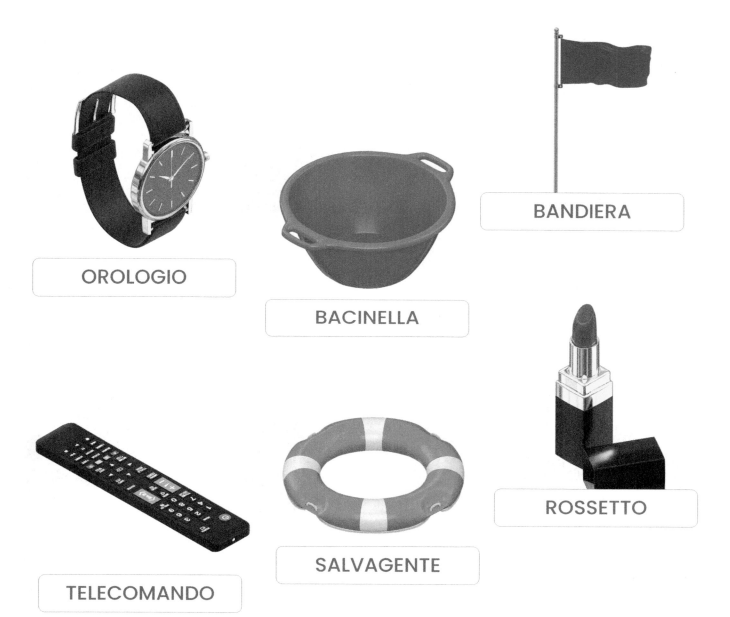

OROLOGIO

BACINELLA

BANDIERA

TELECOMANDO

SALVAGENTE

ROSSETTO

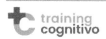

Memoria verbale

Esercizio 4
Passaggio 2: Ora prova a ricordare le parole dall'iniziale e dalla mezza sagoma

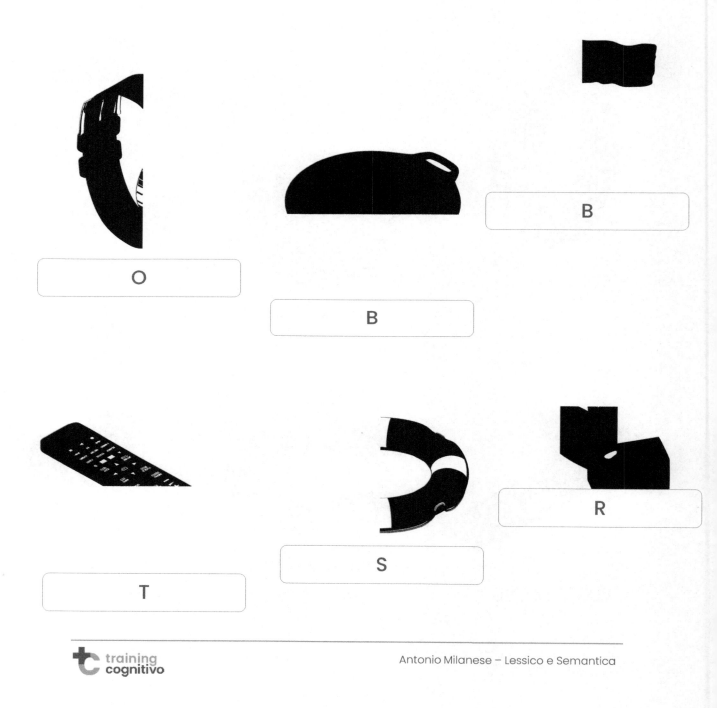

O

B

B

T

S

R

Memoria verbale

Esercizio 4
Passaggio 3: Ora prova a ricordare le parole senza alcun indizio!

Ricorda e componi

Esercizio 1
Passaggio 1: Memorizza le parole, poi gira pagina

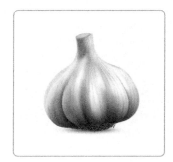

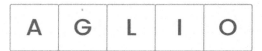

A G L I O

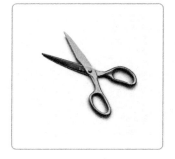

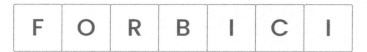

F O R B I C I

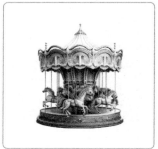

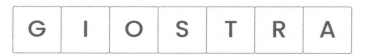

G I O S T R A

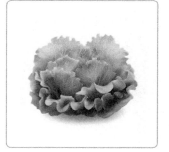

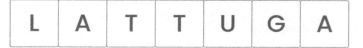

L A T T U G A

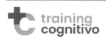 training cognitivo

Antonio Milanese – Lessico e Semantica

Ricorda e componi

Esercizio 1
Passaggio 2: Riordina le lettere e recupera le 4 parole

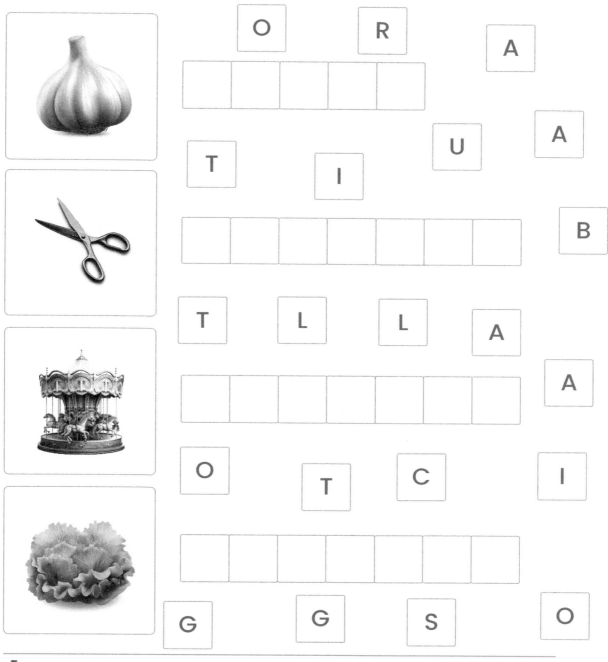

Ricorda e componi

Esercizio 1
Passaggio 3: Ora proviamo a farlo senza indizi

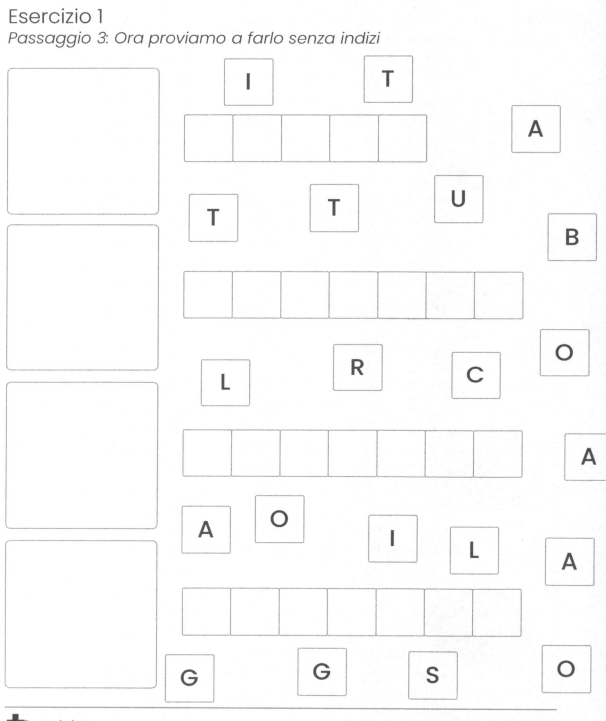

Ricorda e componi

Esercizio 2
Passaggio 1: Memorizza le parole, poi gira pagina

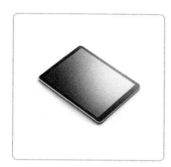
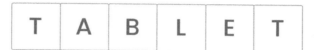

T A B L E T

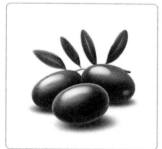
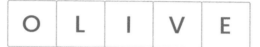

O L I V E

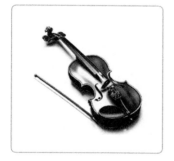
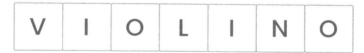

V I O L I N O

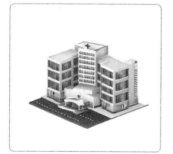
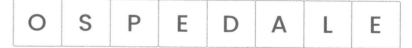

O S P E D A L E

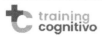

Ricorda e componi

Esercizio 2
Passaggio 2: Riordina le lettere e recupera le 4 parole

O — D — E — P — L

I — E — O — T

E — A — L — A — S

E — A — L — S — I

O — B — I

T — L — V — E

Ricorda e componi

Esercizio 2
Passaggio 3: Ora proviamo a farlo senza indizi

O   D   E   P

| | | | | | |

I   O   L

E   T

O

A

E   A   L

S

| | | | | | | |

I

O   B   I

| | | | | | | | |

T   L   V   E

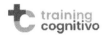

Ricorda e componi

Esercizio 3
Passaggio 1: Memorizza le parole, poi gira pagina

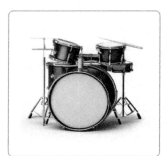

B	A	T	T	E	R	I	A

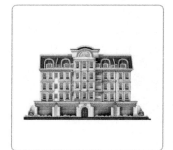

H	O	T	E	L

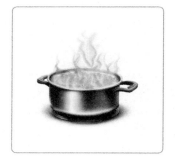

P	E	N	T	O	L	A

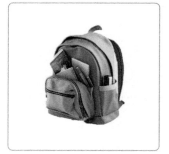

Z	A	I	N	O

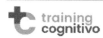

Ricorda e componi

Esercizio 3
Passaggio 2: Riordina le lettere e recupera le 4 parole

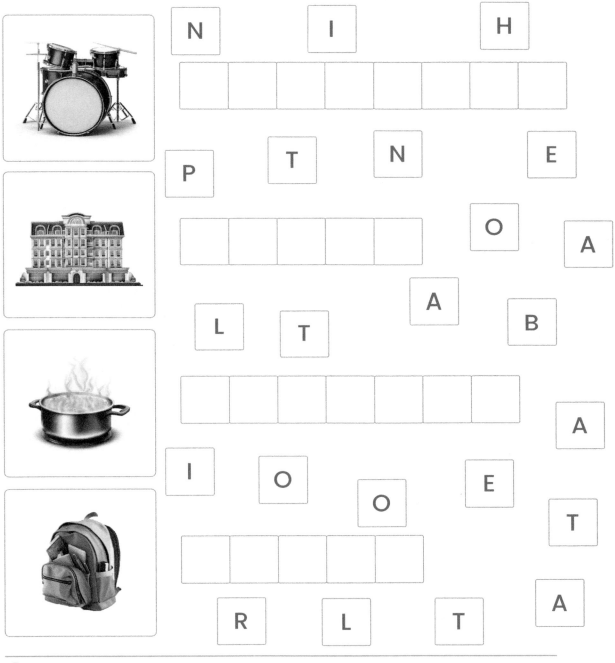

Ricorda e componi

Esercizio 3
Passaggio 3: Ora proviamo a farlo senza indizi

N   P   R   O

E   T   T   E

O   A

L   T   N   B

A   O   H

A

T

I

A

I   L

Ricorda e componi

Passaggio 1: Memorizza le parole, poi gira pagina

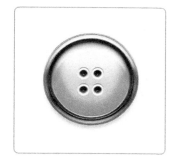

B	O	T	T	O	N	E

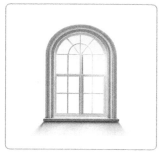

F	I	N	E	S	T	R	A

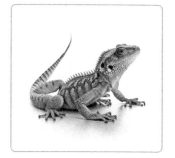

L	U	C	E	R	T	O	L	A

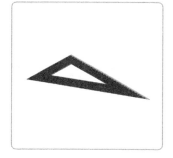

S	Q	U	A	D	R	A

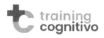
training cognitivo

Antonio Milanese – Lessico e Semantica

Ricorda e componi

Esercizio 4
Passaggio 2: Riordina le lettere e recupera le 4 parole

L   A   A   T   Q

[ ] [ ] [ ] [ ] [ ] [ ] [ ]   U

E   R   C   O   E

[ ] [ ] [ ] [ ] [ ] [ ] [ ] [ ] [ ]   S

F   A   T   T   D   T

[ ] [ ] [ ] [ ] [ ] [ ] [ ] [ ] [ ] [ ]

R   O   R   N   I   B

[ ] [ ] [ ] [ ] [ ] [ ] [ ]   O

N   U   L   S   E   A

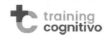

Ricorda e componi

Esercizio 4
Passaggio 3: Ora proviamo a farlo senza indizi

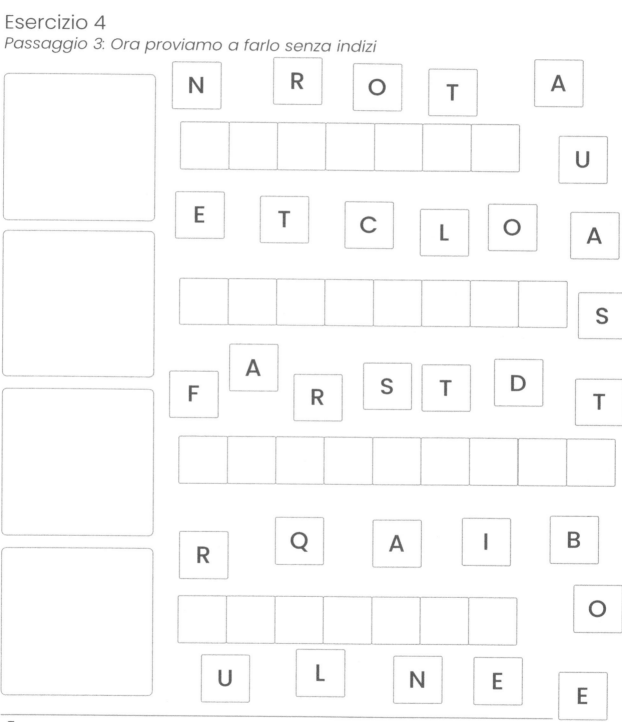

Bibliografia

Dell GS, Schwartz MF, Martin N, Saffran EM, Gagnon DA. (1997) Lexical access in aphasic and nonaphasic speakers. Psychol Rev. 104(4):801-38.

Dell GS, O'Seaghdha PG. Stages of lexical access in language production. (1992) Cognition. Mar;42(1-3):287-314.

Fillingham J. K., Hodgson C., Sage K., Lambon Ralph M. A. (2003): The application of errorless learning to aphasic disorders: A review of theory and practice, Neuropsychological Rehabilitation, 13(3), 337-363

Grechuta K, Rubio Ballester B, Espín Munné R, et al. Multisensory cueing facilitates naming in aphasia. J Neuroeng Rehabil. 2020;17(1):122.

Kendall DL, Hunting Pompon R, Brookshire CE, Minkina I, Bislick L. An analysis of aphasic naming errors as an indicator of improved linguistic processing following phonomotor treatment. Am J Speech Lang Pathol. 2013 May;22(2):S240-9.

Kiran S, Thompson CK. The role of semantic complexity in treatment of naming deficits: training semantic categories in fluent aphasia by controlling exemplar typicality. J Speech Lang Hear Res. 2003 Aug;46(4):773-87

Love RJ, Webb WG. The efficacy of cueing techniques in Broca's aphasia. J Speech Hear Disord. 1977 May;42(2):170-8.

Meteyard L, Bose A. What Does a Cue Do? Comparing Phonological and Semantic Cues for Picture Naming in Aphasia. J Speech Lang Hear Res. 2018

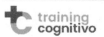

Bibliografia

Nozari N., Dell G. S., How damaged brains repeat words: A computational approach. Brain and Language, (2013) 126 (3), 327-337

Neumann Y. A case series comparison of semantically focused vs. phonologically focused cued naming treatment in aphasia. Clin Linguist Phon. 2018;32(1):1-27[2]

Schuchard J, Middleton EL. The Roles of Retrieval Practice Versus Errorless Learning in Strengthening Lexical Access in Aphasia. (2018a) J Speech Lang Hear Res.Jul 13;61(7):1700-1717.

Schuchard J, Middleton EL. Word repetition and retrieval practice effects in aphasia: Evidence for use-dependent learning in lexical access. (2018b) Cogn. Neuropsychol Jul – Sep;35(5-6):271-287.

Wei Ping SZE, Solène HAMEAU, Jane WARREN & Wendy BEST (2021) Identifying the components of a successful spoken naming therapy: a meta-analysis of word-finding interventions for adults with aphasia, Aphasiology, 35:1, 33-72

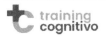

Printed by Amazon Italia Logistica S.r.l.
Torrazza Piemonte (TO), Italy

59422296R10125